临床急诊医学

主 编 任占良 王 强 邢鹏程
杨圣艮 汪俊剑 袁丽琴

中国海洋大学出版社

·青岛·

图书在版编目(CIP)数据

临床急诊医学 / 任占良等主编. —青岛：中国海
洋大学出版社，2020.7

ISBN 978-7-5670-2545-5

Ⅰ.①临… Ⅱ.①任… Ⅲ.①急诊－临床医学 Ⅳ.
①R459.7

中国版本图书馆 CIP 数据核字(2020)第 143262 号

出版发行	中国海洋大学出版社			
社　　址	青岛市香港东路 23 号		邮政编码	266071
出 版 人	杨立敏			
网　　址	http://pub.ouc.edu.cn			
电子信箱	2586345806@qq.com			
订购电话	0532－82032573(传真)			
责任编辑	矫恒鹏		电　　话	0532－85902349
印　　制	蓬莱利华印刷有限公司			
版　　次	2020 年 7 月第 1 版			
印　　次	2020 年 7 月第 1 次印刷			
成品尺寸	185 mm×260 mm			
印　　张	7.5			
字　　数	206 千			
印　　数	1～1000			
定　　价	49.00 元			

发现印装质量问题，请致电 0535－5651533，由印刷厂负责调换。

编 委 会

主 编

任占良　　王 强　　邢鹏程　　杨圣艮

汪俊剑　　袁丽琴

副主编

席顺英　　王洪州　　陈世华　　吴志敏

编 委

任占良　　陕西中医药大学附属医院

王 强　　江苏大学附属武进医院

邢鹏程　　上海市第六人民医院东院

杨圣艮　　深圳市罗湖区人民医院

汪俊剑　　天津市第五中心医院

袁丽琴　　中南大学湘雅二医院

席顺英　　河北省秦皇岛市青龙满族自治县中医院

王洪州　　四川省科学城医院

陈世华　　湖北省公安县中医医院

吴志敏　　上海市第六人民医院东院

邓丽娟　　四川绵阳四○四医院

侯 婵　　青岛大学附属医院

前　言

　　现代社会,人们在享受文明生活的同时,也受到各种突发事件和急危重症的威胁。实践证明,只有将院外的现场急救、转运及途中监护救治,院内的急诊急救、重症监护形成一个整体,才能达到高效、高质的救治。急诊医学就是一门研究急危重症疾病发生、发展规律及其治疗的重要的临床医学学科,它汇集了多个临床医学学科的专业知识。在医疗实践中,急诊医务工作者能否对常见急危重症迅速做出准确的诊断和处理,直接关系患者的生命安危。所以,全面系统地学习、掌握急诊医学最新的理论与技能是急诊医师必须做的功课。我们结合自身临床工作经验,在参考大量最新最权威的文献资料基础上,编写了《临床急诊医学》一书。

　　本书主要包括神经系统急症、颅高压危象、急性中毒、恶性心律失常的诊断与救治等内容。本书内容丰富翔实,具有实用性、全面性、新颖性的特点,可供急诊医务工作者和医学专业高年级学生参考使用。

　　由于学识水平所限,书中难免存在疏漏或不足之处,敬请广大专家学者批评指正。

目 录

第一章　神经系统急症

第一节　脑梗死

随着我国国民经济的快速发展，人们生活条件和生活方式的明显改变，加之迅速到来的人口老龄化，国民的疾病谱、死亡谱发生了很大的变化。目前，脑血管病已成为危害我国中老年人身体健康和生命的主要疾病。脑梗死又称急性缺血性脑卒中，是最常见的脑卒中类型，脑梗死发病率为0.11％，占全部脑卒中的60％～80％。因脑部血液循环障碍，缺血、缺氧所致的局限性脑组织的缺血性坏死或软化，缺血性血管壁病变、血液成分和血液流变学改变是引起脑梗死的主要原因。其急性期的时间划分尚不统一，一般指发病后2周内。急性缺血性脑卒中的处理应强调早期诊断、早期治疗、早期康复和早期预防再发。

一、常见病因

(一)高血压

国内外几乎所有研究均证实，高血压是脑出血和脑梗死最重要的危险因素。脑卒中发病率、病死率的上升与血压升高有着十分密切的关系。这种关系是直接的、持续的，并且是独立的。近年研究表明，老年人单纯收缩期高血压(收缩压≥160 mmHg，舒张压≤90 mmHg)是脑卒中的重要危险因素。国内有研究显示：在控制了其他危险因素后，收缩压每升高10 mmHg，脑卒中发病的相对危险增加49％，舒张压每降低5 mmHg，脑卒中发病的相对危险增加46％。

(二)心脏病

各种类型的心脏病都与脑卒中密切相关。对缺血性脑卒中而言,高血压性心脏病和冠心病者其相对危险度均为 2.2,先天性心脏病为 1.7。心房纤颤是脑卒中的一个非常重要的危险因素。

(三)糖尿病

糖尿病是脑血管病发病的重要的危险因素。流行病学研究表明,在糖尿病高发的欧美国家,糖尿病是缺血性脑卒中的独立危险因素。

(四)血脂异常

大量研究证实,血清总胆固醇(TC)、低密度脂蛋白(LDL)升高,高密度脂蛋白(HDL)降低与心血管病有密切关系。近期国内外有不少研究表明,应用他汀类等降脂药物可降低脑卒中的发病率和病死率。

(五)吸烟

经常吸烟是公认的缺血性脑卒中的危险因素。

(六)颈动脉狭窄

北美症状性颈动脉狭窄内膜切除试验的医生回顾分析了他们的研究数据,在狭窄程度为 60%～99% 的人群中脑卒中年发病率为 3.2%(经 5 年以上观察)。同侧脑卒中年发病率在狭窄程度为 60%～74% 的患者中为 3.0%,狭窄程度为 75%～94% 的患者中上升为 3.7%,而狭窄程度为 95%～99% 的患者中则降为 2.9%,颈动脉完全闭塞的患者中仅为 1.9%。

(七)肥胖

男性腹部肥胖和女性 BMI 增高是缺血性脑卒中的独立危险因素。

(八)其他危险因素

高同型半胱氨酸血症、代谢综合征、血压升高、胰岛素抵抗(伴或不伴糖耐量异常)等,缺乏体育活动,饮食营养不合理及口服避孕药等都是脑梗死危险因素。

二、诊断及分型

脑梗死诊断主要包括院前脑卒中识别、急诊室诊断及急性期诊断。

(一)院前脑卒中识别

院前处理的关键是迅速识别疑似脑卒中患者。当患者突然出现以下症状时,应考虑脑卒中的可能。

(1)一侧肢体(伴或不伴面部)无力或麻木。

(2)一侧面部麻木或口角歪斜。

(3)说话不清或理解语言困难。

(4)双眼向一侧凝视。

(5)一侧或双眼视力丧失或模糊。

(6)眩晕伴呕吐。

(7)既往少见的严重头痛、呕吐。

(8)意识障碍或抽搐。

应尽快将患者送至附近有条件的医院(能 24 h 进行急诊 CT 检查)。

(二)急诊室诊断

由于急性缺血性脑卒中治疗时间窗窄,及时评估病情和诊断至关重要,医院应建立脑卒中诊治快速通道,尽可能优先处理和收治脑卒中患者。

1. 病史采集和体格检查

尽快进行病史采集和体格检查。

2. 诊断和评估步骤

(1)是否为脑卒中?注意发病形式、发病时间,排除脑外伤、中毒、癫痫后状态、瘤卒中、高血压脑病、血糖异常、脑炎及躯体重要脏器功能严重障碍等引起的脑部病变。进行必要的实验室检查。

(2)是缺血性脑卒中还是出血性脑卒中?除非特殊原因不能检查,所有疑为脑卒中者,都应尽快进行脑影像学检查(CT 或 MRI),排除出血性脑卒中、确立缺血性脑卒中的诊断。

(3)是否适合溶栓治疗? 发病时间是否在 6 h 内,有无溶栓适应证? 按上述诊断步骤对疑似脑卒中患者进行快速诊断,尽可能在到达急诊室后 60 min 内完成脑 CT 等评估并作出治疗决定。

(三)急性期诊断

1. 评估和诊断

脑卒中的评估和诊断包括病史和体征、影像学检查、实验室检查、疾病诊断和病因分型等。

(1)病史采集:询问症状出现的时间最为重要。其他包括神经症状发生及进展特征、心脑血管病危险因素,以及用药史、药物滥用、偏头痛、痫性发作、感染、创伤及妊娠史等。

(2)一般体格检查与神经系统体检:评估气道、呼吸和循环功能后,立即进行一般体格检查和神经系统体检。

(3)可用脑卒中量表评估病情严重程度。常用量表如下:

①中国脑卒中患者临床神经功能缺损程度评分量表(1995)。

②美国国立卫生院脑卒中量表(NIHSS),这是目前国际上最常用的量表。

③斯堪地那维亚卒中量表(SSS)。

2. 辅助检查

(1)脑病变检查。

①平扫 CT:急诊平扫 CT 可准确识别绝大多数颅内出血,并帮助鉴别非血管性病变(如脑肿瘤),是疑似脑卒中患者首选的影像学检查方法。

②多模式 CT:灌注 CT 可区别可逆性与不可逆性缺血,因此可识别缺血半暗带。但其在指导急性脑梗死治疗方面的作用尚未肯定。

③标准 MRI:标准 MRI(T1 加权、T2 加权及质子相)在识别急性小梗死灶及后颅窝梗死方面明显优于平扫 CT。可识别亚临床梗死灶,无电离辐射,不需碘造影剂。但有费用较高、检查时间长及患者本身的禁忌证(如有心脏起搏器、金属植入物或幽闭恐怖症)等局限。

④多模式 MRI:包括弥散加权成像(DWI)、灌注加权成像(PWI)、水抑制成

像(FLAIR)和梯度回波(GRE)等。DWI在症状出现数分钟内就可发现缺血灶并可早期确定大小、部位与时间,对早期发现小梗死灶较标准MRI更敏感。PWI可显示脑血流动力学状态。弥散-灌注不匹配(PWI显示低灌注区而无与其相应大小的弥散异常)提示可能存在缺血半暗带。然而,目前常规用于选择溶栓患者的证据尚不充分。梯度回波序列可发现CT不能显示的无症状性微出血,但对溶栓或抗栓治疗的意义尚不明确。

(2)血管病变检查。

颅内、外血管病变检查有助于了解脑卒中的发病机制及病因,指导选择治疗方案。常用检查包括颈动脉双功超声、经颅多普勒(TCD)、磁共振血管成像(MRA)、CT血管成像(CTA)和数字减影血管造影(DSA)等。

颈动脉双功超声对发现颅外颈部血管病变,特别是狭窄和斑块很有帮助;TCD可检查颅内血流、微栓子及监测治疗效果,其受操作技术水平和骨窗影响较大。

MRA和CTA可提供有关血管闭塞或狭窄的信息。以DSA为参考标准,MRA发现椎动脉及颅外动脉狭窄的敏感度和特异度为$70\%\sim100\%$。MRA可显示颅内大血管近端闭塞或狭窄,但对远端或分支显示不清。

DSA的准确性最高,仍是当前血管病变检查的金标准,但主要缺点是有创性和有一定风险。

3. 实验室及影像检查选择

对疑似脑卒中患者应进行常规实验室检查,以便排除类脑卒中或其他病因。所有患者都应做的检查如下。

(1)平扫脑CT或MRI。

(2)血糖、血脂肝肾功能和电解质。

(3)心电图和心肌缺血标志物。

(4)全血计数,包括血小板计数。

(5)凝血酶原时间(PT)、国际标准化比率(INR)和活化部分凝血活酶时间(APTT)。

(6)氧饱和度。

(7)胸部X线检查。

部分患者必要时可选择的检查如下。

(1)毒理学筛查。

(2)血液酒精水平。

(3)妊娠试验。

(4)动脉血气分析(若怀疑缺氧)。

(5)腰穿(怀疑蛛网膜下隙出血而 CT 未显示或怀疑脑卒中继发于感染性疾病)。

(6)脑电图(怀疑痫性发作)。

4.诊断

脑病变与血管病变检查急性缺血性脑卒中的诊断可根据以下几点。

(1)急性起病。

(2)局灶性神经功能缺损,少数为全面神经功能缺损。

(3)症状和体征持续数小时(溶栓可参照适应证选择患者)。

(4)脑 CT 或 MRI 排除脑出血和其他病变。

(5)脑 CT 或 MRI 有责任梗死病灶。

(四)脑梗死分型

脑梗死分型包含病因分型及临床分型。

1.病因分型

对急性缺血性脑卒中患者进行病因分型有助于判断预后、指导治疗和选择二级预防措施。当前国际广泛使用 TOAST 病因分型,将缺血性脑卒中分为大动脉粥样硬化型、心源性栓塞型、小动脉闭塞型、其他明确病因型和不明原因型等 5 型。

2.临床分型

(1)完全前循环梗死(TACI):表现为三联征,即完全大脑中动脉(MCA)综合征。表现为大脑较高级神经活动障碍(意识障碍、失语、空间定向力障碍等)、同向偏盲、对侧 3 个部位(面、上肢与下肢)较严重的运动和(或)感觉障碍。多为 MCA 近段主干,少数为颈内动脉虹吸段闭塞引起的大片脑梗死。

(2)部分前循环梗死(PACI):有以上三联征中的 2 个,或只有高级神经活动障碍,或感觉运动缺损较 TACI 局限。提示是 MCA 远段主干、各级分支或

ACA 及分支闭塞引起的中、小梗死。

（3）后循环梗死（POCI）：表现为多种程度的椎-基动脉综合征。可表现为同侧脑神经瘫痪及对侧感觉运动障碍，双侧感觉运动障碍，双眼协同活动及小脑功能障碍、无长束征或视野缺损等。为椎-基动脉及分支闭塞引起的大小不等的脑干、小脑梗死。

（4）腔隙性梗死（LACI）：表现为腔隙综合征，如纯运动性轻偏瘫、纯感觉性脑卒中、共济失调性轻偏瘫、手笨拙-构音不良综合征等。大多是基底节或脑桥小穿通支病变引起的小腔隙灶。

三、治疗

脑梗死治疗，包括一般治疗及特异性治疗。

（一）一般治疗

1. 吸氧与呼吸支持

（1）合并低氧血症患者（血氧饱和度低于 92％或血气分析提示缺氧）应给予吸氧，气道功能严重障碍者，应给予气道支持（气管插管或切开）及辅助呼吸。

（2）无低氧血症的患者不需常规吸氧。

2. 心脏监测与心脏病变处理

脑梗死后 24 h 内应常规进行心电图检查，必要时进行心电监护，以便早期发现心脏病变并进行相应处理。避免或慎用增加心脏负担的药物。

3. 体温控制

（1）对体温升高的患者应明确发热原因，如存在感染，应给予抗生素治疗。

（2）对体温＞38℃的患者，应采取退热措施。

4. 血压控制

（1）高血压：约 70％的缺血性脑卒中患者急性期血压升高，临床表现为疼痛、恶心呕吐、颅内压增高、意识模糊、焦虑、脑卒中后应激状态等。多数患者在脑卒中后 24 h 内血压自发降低。病情稳定而无颅内高压或其他严重并发症的患者，24 h 后血压水平基本可反映其病前水平。目前关于脑卒中后早期是否应该立即降压、降压目标值、脑卒中后何时开始恢复原用降压药及降压药物的选择等问题尚缺乏可靠研究证据。对于准备溶栓者,应使收缩压<180 mmHg、舒张压<100 mmHg。缺血性脑卒中后 24 h 内血压升高的患者应谨慎处理。应先处理紧张焦虑、疼痛、恶心呕吐及颅内压增高等情况。血压持续升高,收缩压≥200 mmHg 或舒张压≥110 mmHg,或伴有严重心功能不全、主动脉夹层、高血压脑病,可予谨慎降压治疗,并严密观察血压变化,必要时可静脉使用短效药物(如拉贝洛尔、尼卡地平等),最好应用微量输液泵,以避免血压降得过低。有高血压病史且正在服用降压药者,如病情平稳,可于脑卒中 24 h 后开始恢复使用降压药物。

(2)低血压:脑卒中患者低血压可能的原因有主动脉夹层、血容量减少以及心排血量减少等。对脑卒中后低血压的患者,应积极寻找原因并进行处理,必要时,可采取扩容升压措施。

5.血糖控制

(1)高血糖:约 40％的患者存在脑卒中后高血糖,对预后不利。目前公认应对脑卒中后高血糖进行控制,但对采用何种降血糖措施及目标血糖值还没有定论。血糖超过 11.1 mmol/L 时,给予胰岛素治疗。

(2)低血糖:脑卒中后低血糖发生率较低,尽管缺乏对其处理的临床试验,但因低血糖可直接导致脑缺血损伤和水肿加重,对预后不利,故应尽快纠正低血糖。血糖低于 2.8 mmol/L 时,给予 10％～20％葡萄糖口服或注射治疗。

6.营养支持

脑卒中后由于呕吐、吞咽困难可引起脱水及营养不良,可导致神经功能恢复减慢。应重视脑卒中后液体及营养状况评估,必要时给予补液和营养支持。正常经口进食者无须额外补充营养;不能正常经口进食者可鼻饲,持续时间长者,可行经皮内镜下胃造瘘(PEG)管饲补充营养。

(二)特异性治疗

特异性治疗指针对缺血损伤病理生理机制中某一特定环节进行的干预。主要为改善脑血循环的多种措施(如溶栓、抗血小板、抗凝、降纤、扩容等)及神经保护的多种药物。

1.改善脑血循环

溶栓治疗是目前最重要的恢复血流措施,重组组织型纤溶酶原激活剂

(rtPA)和尿激酶(UK)是我国目前使用的主要溶栓药,目前认为有效抢救缺血半暗带组织的时间为 4.5 h 内(rtPA 溶栓)或 6 h 内(尿激酶溶栓)。

(1)静脉溶栓:

1)rtPA:已有多个临床试验对急性脑梗死 rtPA 静脉溶栓疗效和安全性进行了评价,其治疗时间窗包括发病后 3 h 内、3～4.5 h 或 6 h 内。rtPA 除出血风险外,有出现血管源性水肿引起呼吸道部分梗阻的报道。用多模式 MRI 或 CT 帮助选择超过 3 h 但存在半暗带可以溶栓的患者仍处于研究阶段。

2)尿激酶:目前确定了尿激酶使用剂量为 100 万～150 万 IU 安全,6 h 内采用尿激酶溶栓相对安全、有效。

(2)静脉溶栓的适应证与禁忌证:

1)适应证:①年龄 18～80 岁;②发病 4.5 h 以内(rtPA)或 6 h 内(尿激酶);③脑功能损害的体征持续存在超过 1 h,且比较严重;④脑 CT 已排除颅内出血,且无早期大面积脑梗死影像学改变;⑤患者或家属签署知情同意书。

2)禁忌证:①既往有颅内出血,包括可疑蛛网膜下隙出血;近 3 个月有头颅外伤史;近 3 周有胃肠或泌尿系统出血;近 2 周进行过大的外科手术;近 1 周有在不易压迫止血部位的动脉穿刺。②近 3 个月有脑梗死或心肌梗死史,但不包括陈旧小腔隙梗死而未遗留神经功能体征。③严重心、肝、肾功能不全或严重糖尿病患者。④体检发现有活动性出血或外伤(如骨折)的证据。⑤已口服抗凝药,且 INR>15;48 h 内接受过肝素治疗(APTT 超出正常范围)。⑥血小板计数低于 $100×10^9/L$,血糖<27 mmol/L,血压:收缩压>180 mmHg,或舒张压>100 mmHg。⑦妊娠。⑧不合作。

(3)静脉溶栓的监护及处理:

1)尽可能将患者收入重症监护病房或脑卒中单元进行监护。

2)定期进行神经功能评估,第一小时内 30 min 1 次,以后每小时 1 次。

3)如出现严重头痛、高血压、恶心或呕吐,应立即停用溶栓药物并行脑 CT 检查。

4)定期监测血压,最初 2 h 内 15 min 1 次,随后 6 h 内 30 min 1 次,再后每小时 1 次。

5)如收缩压>180 mmHg 或舒张压>100 mmHg,应增加血压监测次数,并给予降压药物。

6)鼻饲管、导尿管及动脉内测压管应延迟安置。

7)给予抗凝药、抗血小板药。

(4)动脉溶栓:动脉溶栓使溶栓药物直接到达血栓局部,理论上血管再通率高于静脉溶栓,且出血风险降低。

2010年中华医学会编写的《急性心力衰竭诊断和治疗指南》(简称《2010指南》)推荐意见如下。

1)对缺血性脑卒中发病3 h内(Ⅰ级推荐,A级证据)和3~4.5 h(Ⅰ级推荐,B级证据)的患者,应根据适应证,尽快静脉给予rtPA溶栓治疗。使用方法:rtPA 0.9 mg/kg(最大剂量为90 mg)静脉滴注,其中10%在最初1 min内静脉推注,其余持续滴注,用药期间及用药24 h内应如前述严密监护患者(Ⅰ级推荐,A级证据)。

2)发病6 h内的缺血性脑卒中患者,如不能使用rtPA可考虑静脉给予尿激酶。使用方法:尿激酶100万~150万IU,溶于生理盐水100~200 mL,持续静脉滴注30 min,用药期间应如前述严密监护患者(Ⅱ级推荐,B级证据)。

3)可对其他溶栓药物进行研究,不推荐在研究以外使用(Ⅰ级推荐,C级证据)。

4)发病6 h内由大脑中动脉闭塞导致的严重脑卒中且不适合静脉溶栓的患者,经过严格选择后,可进行动脉溶栓(Ⅱ级推荐,B级证据)。

5)发病24 h内由后循环动脉闭塞导致的严重脑卒中且不适合静脉溶栓的患者,经过严格选择后,可进行动脉溶栓(Ⅲ级推荐,C级证据)。

6)溶栓患者的抗血小板或特殊情况下溶栓后还需抗凝治疗者,应推迟到溶栓24 h后开始(Ⅰ级推荐,B级证据)。

2. 抗血小板

阿司匹林能显著降低随访期末的病死或残疾率,减少复发,仅轻度增加症状性颅内出血的风险。一个预试验提示轻型脑梗死或TIA患者早期联用氯吡格雷与阿司匹林是安全的,可能减少血管事件但差异无统计学意义。目前尚无评价其他抗血小板药物在脑卒中急性期临床疗效的大样本RCT报道。

《2010指南》推荐意见如下。

(1)对于不符合溶栓适应证且无禁忌证的缺血性脑卒中患者应在发病后尽早给予口服阿司匹林150~300 mg/d(Ⅰ级推荐,A级证据)。急性期后可改为预防剂量(50～150 mg/d)。

(2)对溶栓治疗者,阿司匹林等抗血小板药物应在溶栓 24 h 后开始使用(Ⅰ级推荐,B 级证据)。

(3)对不能耐受阿司匹林者,可考虑选用氯吡格雷等抗血小板治疗(Ⅲ级推荐,C 级证据)。

3. 抗凝

急性期抗凝治疗虽已应用 50 多年,但一直存在争议。Meta 分析显示:抗凝药治疗不能降低随访期末病死率;随访期末的残疾率也无明显下降;抗凝治疗能降低肺栓塞和深静脉血栓形成发生率,但被症状性颅内出血增加所抵消。

《2010 指南》推荐意见如下。

(1)对大多数急性缺血性脑卒中患者,不推荐无选择地早期进行抗凝治疗(Ⅰ级推荐,A 级证据)。

(2)关于少数特殊患者的抗凝治疗,可在评估风险、效益后慎重选择(Ⅳ级推荐,D 级证据)。

(3)特殊情况下溶栓后还需抗凝治疗的患者,应在 24 h 后使用抗凝剂(Ⅰ级推荐,B 级证据)。

4. 降纤

很多研究显示脑梗死急性期血浆纤维蛋白原和血液黏滞度增高,蛇毒酶制剂可显著降低血浆纤维蛋白原,并有轻度溶栓和抑制血栓形成的作用。

(1)降纤酶:国产降纤酶可改善神经功能,降低脑卒中复发率,对发病 6 h 内的患者效果更佳,但纤维蛋白原降至 1.3 g/L 以下,增加了出血倾向。

(2)巴曲酶:巴曲酶治疗急性脑梗死有效,不良反应轻,但应注意出血倾向。另一项随机、双盲、安慰剂对照研究比较了 6 h 内使用巴曲酶或尿激酶的疗效,显示两组残疾率差异无统计学意义。

(3)安克洛酶:安克洛酶是国外研究最多的降纤制剂,目前已有 6 个随机对照试验纳入 2404 例患者,但结果尚不一致。

(4)其他降纤制剂:如蚓激酶、蕲蛇酶等临床也有应用,有待研究。推荐意见:对不适合溶栓并经过严格筛选的脑梗死患者,特别是高纤维蛋白血症者可选用降纤治疗(Ⅱ级推荐,B 级证据)。

5. 扩容

对一般缺血性脑卒中患者,目前尚无充分 RCT 支持扩容升压可改善预后。《2010 指南》推荐意见如下。

(1)对一般缺血性脑卒中患者,不推荐扩容(Ⅱ级推荐,B 级证据)。

(2)对于低血压或脑血流低灌注所致的急性脑梗死如分水岭梗死可考虑扩容治疗,但应注意可能加重脑水肿、心功能衰竭等并发症。此类患者不推荐使用扩血管治疗(Ⅲ级推荐,C 级证据)。

6. 扩张血管

目前缺乏血管扩张剂能改善缺血性脑卒中临床预后的大样本高质量 RCT 证据,需要开展更多临床试验。

(三)神经保护

理论上,针对急性缺血或再灌注后细胞损伤的药物(神经保护剂)可保护脑细胞,提高对缺血缺氧的耐受性。主要神经保护剂的临床研究情况如下:钙拮抗剂、兴奋性氨基酸拮抗剂、神经节苷脂等在动物试验中的疗效都未得到临床试验证实。

依达拉奉是一种抗氧化剂和自由基清除剂,国内外多项随机双盲安慰剂对照试验提示依达拉奉能改善急性脑梗死的功能结局并安全。胞二磷胆碱是一种细胞膜稳定剂,几项随机双盲安慰剂对照试验对其在脑卒中急性期的疗效进行了评价,单个试验都显示差异无统计学意义,但 Meta 分析(4 个试验共 1 372 例患者)提示:脑卒中后 24 h 内口服胞二磷胆碱的患者 3 个月全面功能恢复的可能性显著高于安慰剂组,安全性与安慰剂组相似。Cerebrolysin 是一种有神经营养和神经保护作用的药物,国外随机双盲安慰剂对照试验提示其安全并改善预后。毗拉西坦的临床试验结果不一致,目前尚无最后结论。

(四)其他疗法

(1)丁基苯酞:丁基苯酞是近年国内开发的 Ⅰ 类新药。几项评价急性脑梗死患者口服丁基苯酞的多中心随机双盲安慰剂对照试验显示:丁基苯酞治疗组神经功能缺损和生活能力评分均较安慰剂对照组显著改善,安全性好。

(2)人尿激肽原酶:人尿激肽原酶(尤瑞克林)也是近年国内开发的 Ⅰ 类新

药。评价急性脑梗死患者静脉使用人尿激肽原酶的多中心随机双盲安慰剂对照试验显示：人尿激肽原酶治疗组的功能结局较安慰剂对照组明显改善并安全。

(3)高压氧和亚低温的疗效和安全性还需开展高质量的 RCT 证实。

(五)急性期并发症的处理

1. 脑水肿与颅内压增高

严重脑水肿和颅内压增高是急性重症脑梗死的常见并发症，是死亡的主要原因之一。

(1)可使用甘露醇静脉滴注；必要时，也可用甘油果糖或呋塞米等。

(2)对于发病 48 h 内、60 岁以下的恶性大脑中动脉梗死伴严重颅内压增高、内科治疗不满意且无禁忌证者，可会诊后考虑是否行减压术。

(3)对压迫脑干的大面积小脑梗死患者，可请脑外科会诊协助处理。

2. 出血转化

脑梗死出血转化发生率为 8.5%～30%，其中有症状的为 1.5%～5%。心源性脑栓塞、大面积脑梗死、占位效应、早期低密度征、年龄＞70 岁、应用抗栓药物(尤其是抗凝药物)或溶栓药物等会增加出血转化的风险。

(1)症状性出血转化：停用抗栓治疗等致出血药物；与抗凝和溶栓相关的出血处理参见《中国脑出血诊疗指南(2019)》。

(2)何时开始抗凝和抗血小板治疗：对需要抗栓治疗的患者，可于出血转化病情稳定 7～10 d 开始抗栓治疗；对于再发血栓风险相对较低或全身情况较差者，可用抗血小板药物代替华法林。

3. 癫痫

缺血性脑卒中后癫痫的早期发生率为 2%～33%，晚期发生率为 3%～67%。目前缺乏脑卒中后是否需预防性使用抗癫痫药或治疗脑卒中后癫痫的证据。

(1)不推荐预防性应用抗癫痫药物。

(2)孤立发作 1 次或急性期痫性发作控制后，不建议长期使用抗癫痫药物。

(3)脑卒中后 2～3 个月再发的癫痫，建议按癫痫常规治疗，即进行长期药物治疗。

（4）脑卒中后癫痫持续状态，建议按癫痫持续状态治疗原则处理。

4. 吞咽困难

约50％的脑卒中患者入院时存在吞咽困难，3个月时降为15％左右。为防治脑卒中后肺炎与营养不良，应重视吞咽困难的评估与处理。

（1）建议于患者进食前采用饮水试验进行吞咽功能评估。

（2）吞咽困难短期内不能恢复者早期可插鼻胃管进食，吞咽困难长期不能恢复者，可行PEC进食。

5. 肺炎

约56％的脑卒中患者合并肺炎，误吸是主要原因。意识障碍、吞咽困难是导致误吸的主要危险因素，其他包括呕吐、不活动等。肺炎是脑卒中患者死亡的主要原因之一，15％～25％的脑卒中患者死于细菌性肺炎。

（1）早期评估和处理吞咽困难和误吸问题，对意识障碍患者应特别注意预防肺炎。

（2）疑有肺炎的发热患者，应给予抗生素治疗，但不推荐预防性使用抗生素。

6. 排尿障碍与尿路感染

排尿障碍在脑卒中早期很常见，主要包括尿失禁与尿潴留。住院期间40％～60％的中重度脑卒中患者发生尿失禁，29％发生尿潴留。尿路感染主要继发于因尿失禁或尿潴留留置导尿管的患者，约5％出现败血症，与脑卒中预后不良有关。

（1）建议对排尿障碍进行早期评估和康复治疗，记录排尿日记。

（2）尿失禁者应尽量避免留置尿管，可定时（白天1/2 h，夜间1/4 h）使用便盆或便壶。

（3）尿潴留者应测定膀胱残余尿，排尿时，可在耻骨上施压促使排尿。必要时，可间歇性导尿或留置尿管。

（4）有尿路感染者，应给予抗生素治疗，但不推荐预防性使用抗生素。

7. 深静脉血栓形成（DVT）和肺栓塞

DVT的危险因素包括静脉血流淤滞、静脉系统内皮损伤和血液高凝状态。重症瘫痪者、年老者及心房颤动者发生DVT的比例更高，症状性DVT发生率为2％。DVT最重要的并发症为肺栓塞。根据相关研究建议按如下意见处理。

（1）鼓励患者尽早活动、抬高下肢；尽量避免下肢（尤其是瘫痪侧）静脉输液。

（2）对于发生 DVT 及肺栓塞高风险且无禁忌者，可给予低分子肝素或普通肝素治疗；有抗凝禁忌者，给予阿司匹林治疗。

（3）可联合加压治疗（长筒袜或交替式压迫装置）和药物预防 DVT，不推荐常规单独使用加压治疗；但对有抗栓禁忌的缺血性脑卒中患者，推荐单独应用加压治疗预防 DVT 和肺栓塞。

（4）对于无抗凝和溶栓禁忌的 DVT 或肺栓塞患者，首先建议肝素抗凝治疗，症状无缓解的近端 DVT 或肺栓塞患者，可给予溶栓治疗。

四、预防

我国脑血管病的发病率及致残率较西方国家高，给国家和众多家庭造成沉重的经济负担，尽快降低脑卒中的发病率和病死率，已成为当前一项刻不容缓的重要任务，目前主要是对其危险因素进行控制。脑血管病的危险因素分为可干预与不可干预两种，年龄和性别是两个不可干预的危险因素。随着年龄的增长，脑卒中的危险性持续增加，脑卒中的发病率男性高于女性，此外，不可干预的危险因素还有种族和家族遗传性。可干预的主要危险因素包括高血压、心脏病、糖尿病、吸烟、酗酒、血脂异常、颈动脉狭窄等。

(一)高血压

（1）进一步加大宣传教育力度，努力提高居民预防脑卒中的意识，主动关心自己的血压；建议≥35 岁者每年测量血压 1 次，高血压患者应经常测量血压（2～3 个月测量 1 次），以调整服药剂量。

（2）各级医院应尽快建立成年人首诊测量血压制度。

（3）各地应积极创造条件建立一定规模的示范社区，定期筛查人群中的高血压患者并给予恰当的治疗和随诊。

（4）对于早期或轻症患者首先采用改变生活方式治疗，3 个月效果仍不佳者，应加用抗高血压药物治疗。

(二)心脏病

（1）40 岁以后的成年人应定期体检，早期发现心脏病。

（2）确诊为心脏病的患者,应积极找专科医师治疗。

（3）对非瓣膜病性房颤患者,在有条件的医院可使用华法林抗凝治疗,但必须监测国际标准化比（INR）,范围控制在 2.0～3.0；对＞75 岁者,INR 应在 1.6～2.5 之间为宜；或口服阿司匹林 50～300 mg/d,或其他抗血小板聚集药物。

（4）冠心病高危患者也应服用小剂量阿司匹林 50～150 mg/d,或其他抗血小板聚集药物。

(三)糖尿病

（1）有心脑血管病危险因素的人应定期检测血糖,必要时,测定糖化血红蛋白（HbA 1c）和糖化血浆白蛋白。

（2）糖尿病患者应首先控制饮食、加强体育锻炼,2～3 个月血糖控制仍不满意者,应选用口服降糖药或使用胰岛素治疗。

（3）糖尿病患者应积极治疗高血压、控制体重和降低胆固醇水平。

(四)血脂异常

（1）血脂异常,尤其合并有高血压、糖尿病、吸烟等其他危险因素者首先应改变不健康的生活方式,并定期复查血脂。改变生活方式无效者,采用药物治疗。

（2）对既往有 TIA、缺血性脑卒中或冠心病史且 TC＞5 mmol/L 的患者,采用他汀类药物治疗。TG 增高者,选用贝丁酸类药物治疗。

(五)吸烟

（1）劝吸烟者戒烟（动员吸烟者亲属参与劝说,提供有效的戒烟方法）。

（2）动员全社会参与,在社区人群中采用综合性控烟措施对吸烟者进行干预。

(六)颈动脉狭窄

（1）对无症状性颈动脉狭窄患者一般不推荐手术治疗或血管内介入治疗,首选阿司匹林等抗血小板药或他汀类药物治疗。

（2）对于重度颈动脉狭窄（＞70％）的患者,在有条件的地方,可以考虑颈动脉内膜切除术或血管内介入治疗术（但必须根据患者和家属的意愿、有无其他并发症以及患者的身体状况等进行全面的分析讨论后确定）。

(七)肥胖

(1)劝说超重者和肥胖者采用健康的生活方式、增加体力活动等措施减轻体重,降低脑卒中发病的危险。

(2)提倡健康的生活方式和良好的饮食习惯。成年人的身体质量指数应控制在<28,或腰/臀围比<1,体重波动范围在10%以内。

第二节　脑出血

一、脑出血的概述

脑出血是指非外伤性脑实质内或脑室内血管破裂引起的出血,发生的原因主要与脑血管的病变有关,包括原发性高血压、颅内动脉瘤或脑血管畸形破裂、颅内肿瘤出血、颅内动脉炎等疾病,以及血液病、败血症等其他系统疾病。

脑卒中是当前发达国家人群死亡的第三位常见原因,其中脑出血占脑卒中发病的20%～30%,而由原发性高血压导致者约占其中的一半。虽然脑出血发生率低于缺血性脑卒中,但其致死率和致残率却远高于后者,有报道高血压脑出血急性期病死率可高达50%以上。该病多发于女性,尤多见于50岁以上的患者,北方多于南方,好发于寒冷季节。

二、病因

引起脑出血的病因很多,根据病因分类如下。

(一)根据血管病理

常见有微动脉瘤或者微血管瘤、脑动静脉畸形(AVM)、淀粉样脑血管病、囊性血管瘤颅内静脉血栓形成、脑膜动静脉畸形、特异性动脉炎、真菌性动脉炎、烟雾病和动脉解剖变异等。

(二)根据血流动力学

有高血压和偏头痛,血液因素有抗凝、抗血小板或溶栓治疗以及嗜血杆菌感染、白血病、血栓性血小板减少症等。

(三)其他

颅内肿瘤、酒精中毒及服用交感神经兴奋药物等。

(四)原因不明

如特发性脑出血。

此外,有些因素与脑血管病的发生有一定的关系,可能是导致脑血管病的诱因。

(1)血压波动:如高血压患者近期没有服用降压药物或生气、着急等,引起血压增高,以收缩压升高尤为重要。

(2)脾气急躁或情绪紧张:常见于生气,与人争吵后。

(3)不良嗜好:如吸烟、酗酒、食盐过多、体重过重。

(4)过分疲劳:如体力和脑力劳动过度、排便用力、运动过度。

三、发病机制

在发病机制上,实际上每一例脑出血并不是单一因素引起,而可能是几种因素综合所致。高血压形成脑出血的机制有许多说法,比较公认的是微动脉瘤学说,一般认为,单纯的血压升高不足以引起脑出血,脑出血常在合并脑血管病变的基础上发生。

(一)微动脉瘤破裂

因脑内小动脉壁长期受高血压引起的张力影响,使血管壁薄弱部位形成动脉瘤,其直径一般为 $500\ \mu m$。高血压患者的脑内穿通动脉上形成许多微动脉瘤,多分布在基底核的纹状动脉、脑桥、大脑白质和小脑中,直径为 $100\sim300$ μm 的动脉上。这种动脉瘤在血管壁薄弱部位形成囊状,当血压突然升高时,这种囊性血管容易破裂造成脑出血。

(二)脂肪玻璃样变或管壁坏死

长期高血压对脑实质内直径 $100\sim300$ μm 小穿通动脉管壁内膜起到损害作用,血浆内的脂质经损害的内膜进入内膜里,管壁增厚和血浆细胞浸润,形成脂肪玻璃样变,最后导致管壁坏死,当血压或血流急剧变化时,导致破裂出血。

(三)脑动脉淀粉样变

多数高血压患者的动脉内膜同时存在多样病变,包括局部脂肪和复合糖类积聚出血或血栓形成,纤维组织增长和钙沉着。因为淀粉样物质沉积在动脉的肌层后破坏了动脉的收缩成分,所以,血管壁变厚、管腔变窄而血管收缩能力下降,管壁被动扩张,容易破裂出血。

(四)脑动脉的外膜和中层在结构上薄弱

大脑中动脉与其所发生的深穿支——豆纹动脉呈直角,这种解剖结构在用力、激动等因素促使血压骤然升高时,该血管容易破裂出血。

(五)脑出血可能和脑梗死合并发作,二者可能互为因果

高血压可以引起脑血管痉挛,脑动脉栓塞导致脑梗死,梗死灶内的脑血管发生管壁坏死发生脑出血。

四、临床表现

脑出血后,血液在脑内形成凝血块,称为脑血肿。由于脑血肿的占位及压迫,影响脑血液循环而产生颅内压增高和脑水肿,所以绝大多数患者出现头痛、呕吐、昏迷及偏瘫等症状。但因出血部位不同,其临床表现并非都是一样。

(一)壳核-内囊出血

壳核-内囊出血出现两眼向出血灶同侧凝视的三偏征,即偏瘫、偏身感觉障碍和偏盲。主侧半球病变常伴有失语,辅侧半球病变多出现体现障碍。

(二)丘脑出血

丘脑出血常出现病灶对侧的偏身浅感觉障碍与深感觉障碍;出血常波及中

脑,发生一系列眼球症状,两眼同向运动不能或两眼向上运动受限而处于向下视,犹如"落日"状,瞳孔变小或不等大,对光反射迟钝或消失。血肿若压迫第三脑室移位,可累及丘脑下部出现高热、脉搏增快及血压升高,预后不良。

(三)脑叶出血

脑叶出血也称为皮质下白质出血,可发生于任何脑叶。除表现头痛、呕吐外,不同脑叶的出血,临床表现也有不同。如额叶出血可出现精神症状,如烦躁不安、疑虑、对侧偏瘫、运动性失语等;顶叶出血则出现对侧感觉障碍;颞叶出血可出现感觉性失语、精神症状等;枕叶出血则以偏盲最为常见。脑叶出血一般症状略轻些,预后相对较好。

(四)脑桥出血

通常为突然起病的深昏迷而无任何预感或头痛,可在数小时内死亡。早期表现病灶侧面瘫,对侧肢体瘫痪,称为交叉性瘫痪。脑桥出血两眼向病灶侧凝视。脑桥出血常阻断丘脑下部对体温的正常调节而使体温持续增高。由于脑干呼吸中枢的影响常出现不规则呼吸,可在早期出现呼吸困难。

(五)小脑出血

多数表现突然起病的眩晕、频繁呕吐,枕部头痛,一侧上、下肢共济失调而无明显瘫痪,可有眼球震颤,一侧周围性面瘫。少数呈亚急性进行性,类似小脑占位性病变。重症大量出血者呈迅速进行性颅内压增高,很快进入昏迷。多在48 h内引枕大孔疝而死亡。

(六)脑室出血

一般分为原发性和继发性。原发性脑室内出血为脉络丛破裂出血,较为少见。继发性者是由于脑内出血量大,穿破脑实质流入脑室。临床表现为呕吐、多汗、皮肤发紫或苍白。发病后1~2 h便陷入昏迷、高热、四肢瘫痪或呈强直性抽搐、血压不稳、呼吸不规律等。病情多为严重,预后不良。

(七)多发性脑出血

脑内多部位同时发生出血者较少,但有时脑出血可在对称部位发生,即所谓"镜像"现象。其临床表现除了颅内高压进展更快外,还出现双侧损害表现。

五、辅助检查

(一)实验室检查

1.脑脊液检查

由于现代影像诊断技术的发展和应用,诊断明确者一般不做脑脊液检查,以防脑疝发生。但在无条件做脑 CT 扫描或脑 MRI 检查时,腰穿仍有一定诊断价值。脑出血后由于脑组织水肿,颅内压力一般较高,80%的患者在发病 6 h 后,由于血液可自脑实质破入脑室或蛛网膜下隙而呈血性脑脊液,所以脑脊液多数呈血性或黄色,少数脑脊液清亮。因此,腰穿脑脊液清亮时,不能完全排除脑出血的可能。术前应给脱水剂降低颅内压,有颅内压增高或有脑疝的可能时,应禁忌做腰穿。

2.血常规、尿常规和血糖

重症脑血管病患者在急性期血常规检查可见白细胞增高,可有尿糖与蛋白尿阳性。脑出血急性期血糖增高由应激反应引起,血糖升高不仅直接反映机体代谢状态,而且反映病情的严重程度,血糖越高,应激性溃疡、脑疝、代谢性酸中毒、氮质血症等并发症发生率越高,预后越差。

(二)影像学检查

1.CT 检查

临床疑诊脑出血时首选 CT 检查,可显示圆形或卵圆形均匀高密度血肿,边界清楚,并可确定血肿部位、大小、形态以及是否破入脑室、血肿周围水肿带和占位效应等;如脑室大量积血可见高密度铸型脑室扩张。1 周后血肿周围可见环形增强,血肿吸收后变为低密度或囊性变。CT 动态观察可发现进展型脑出血。脑室内出血的吸收速度快于脑实质内出血,前者多在 2～3 周内能完全吸收,而较大的脑实质内血肿在 6～7 周后方可彻底消散。关于血肿的计算量,1981 年,多田提出了如下公式:

$$血肿量(mL)=\pi/6\times长(cm)\times宽(cm)\times层面数$$

临床上一般将该公式简化为

$$血肿量(mL)=1/2×长(cm)×宽(cm)×层面数$$

2. MRI 检查

可发现 CT 不能确定的脑干或小脑少量出血,能分辨病程 4～5 周后 CT 不能辨认的脑出血,区别陈旧性脑出血与脑梗死;显示血管畸形流空现象,并可根据血肿信号的动态变化(受血肿内血红蛋白变化的影响)判断出血时间。

(1)超急性期(0～2 h):血肿为 T_1 低信号,T_2 高信号,与脑梗死不易区别。

(2)急性期(>2～48 h):T_1 等信号,T_2 低信号。

(3)亚急性期(>3 d～3 w):T_1、T_2 均呈高信号。

(4)慢性期(>3 w):T_1 低信号,T_2 高信号。

3. 数字减影脑血管造影(DSA)

可检出脑动脉瘤、脑动静脉畸形、烟雾病(Moyamoya 病)和血管炎等。

4. 心电图检查

脑血管病患者因为脑-心综合征或心脏本身就有疾病,可有心脏功能和血管功能的改变。

(1)传导阻滞:如 P-R 间期延长性心律或房室分离。

(2)心律失常:房性或室性期前收缩。

(3)缺血性改变:S-T 段延长、下降,T 波改变。

(4)假性心肌梗死的心电图改变等。

5. 动态血压检测

急性脑血管病发病 1 周内血压明显升高,高于正常参照值,也高于发病前的血压水平,提示高血压与急性脑血管病的发病有密切关系。同时,血压波动以及低血压状态在急性脑血管病的发病中占有一定比例,血压波动既可以导致血压升高,同时也可以作为高血压的后果。无论短期或长期血压波动较大的患者,其靶器官如大脑的损害严重程度与急性脑血管病发生率均显著增高。血压波动常与血压升高伴存,出现血压骤降或骤升,此时患者往往伴有较明显的不适症状,如头晕、头痛、昏厥、胸闷、心慌等。

6. 经颅多普勒(TCD)

有助判断颅内高压和脑死亡。当血肿>25 mL,TCD 显示颅内血流动力学不对称改变,表示颅内压力不对称,搏动指数较平均血流速度更能反映颅内压力的不对称性。

六、诊断及鉴别诊断

脑出血诊断不难,对于中老年人,特别是有高血压病史者,根据其突然发病,迅速出现颅压增高和相应神经功能缺失的特点,应高度怀疑本病。而 CT 及 MRI 的应用则可对高血压脑出血作出快速而准确的判断。本病在临床上需与以下疾病相鉴别。

(一)脑血栓形成

脑血栓发病较缓慢,多见于老年人,有动脉粥样硬化病史,一般发生在休息或睡眠中,起病之初常无意识障碍,脑脊液压力不高、透明,CT 脑扫描可见低密度影,可助鉴别。

(二)蛛网膜下隙出血

蛛网膜下隙出血起病急,多见于青少年,常有意识障碍、颈强直、克氏征阳性,可有动眼神经瘫痪,脑脊液压力增高,呈血性,脑血管造影可发现有动脉瘤等,可助诊断。

(三)脑栓塞

脑栓塞起病急,多见于风湿性心脏病患者,可突然发生意识丧失,但恢复较快,脑脊液检查正常,CT 脑扫描可见低密度影,可助鉴别。

(四)脑肿瘤

脑肿瘤起病缓慢,常有头痛、呕吐且进行性加重症状,体检可有视神经乳头水肿及局灶性神经体征等,可助鉴别。

(五)其他原因所致昏迷

如药物中毒、低血糖及乙型脑炎等,均有各自病例特征,一般可与脑出血昏迷区别开来。

七、治疗

(一)内科治疗

1. 一般处理

卧床休息,密切观察病情,维持气道通畅,保证营养供给和水电解质平衡。

2. 控制高血压

高血压会加重脑水肿和诱发再出血,而血压太低则会影响脑灌注而发生脑缺血损害。所以,在脑出血后应设法将患者血压稳定在合适的水平。

(1)如果收缩压>200 mmHg 或平均动脉压>150 mmHg,考虑持续静脉给药积极降低血压,同时,每 5 min 测量血压 1 次。

(2)如果收缩压>180 mmHg 或平均动脉压>130 mmHg,并且可能存在颅内压增高,考虑监测颅内压,同时间断性或持续性静脉给药降低血压,并使脑灌注压维持在>60 mmHg。

(3)如果收缩压>180 mmHg 或平均动脉压>130 mmHg,并且没有证据提示颅内压增高,考虑间断性或持续性静脉给药适当降压(即平均动脉压 110 mmHg 或目标血压 160/90 mmHg),同时,每 15 min 对患者进行临床检查 1 次。

(4)对于收缩压为 150~220 mmHg 的脑出血患者,快速将收缩压降至 140 mmHg 很可能是安全的。

临床常用的快速降压药物有钙拮抗剂和血管扩张剂。前者的代表是尼卡地平,后者的代表是硝普钠。由于硝酸酯类药物具有扩张血管的作用,可在一定程度上增加脑血流量,可能会使颅内压进一步升高,因此,硝普钠并不作为首选降压药,临床上对于脑出血首选降压药物为尼卡地平或乌拉地尔。

3. 控制颅压

主要针对血肿及水肿引起的颅内高压。基本的措施包括抬高床头、镇静镇痛等。药物降颅压包括以下药物:目前临床上 20% 甘露醇因其对脑组织脱水效果好,具有一定的脑保护作用以及价廉等优点而最为常用,一般按体重 0.25~2 g/kg 进行静脉滴注,也可 125 mL 或 250 mL 每 6 小时或每 8 小时静脉滴注,一般滴注时间为 30 min 内。与呋塞米相交替可加强脱水效果,应注意血浆渗透压不宜超过 320 mmol/L。同时注意出入量、保证足够的循环血容量、注意防治电解质紊乱。若患者存在肾功能不全，可用甘油果糖代替甘露醇。人血白蛋白对消除脑水肿及降低颅内压有一定的作用，可常规剂量应用，也可与呋塞米联用。因激素不良反应多，增加病死率，所以不推荐常规应用激素减轻脑水肿。目前，高渗盐水降低颅内压处于试验阶段，暂不推荐。

4. 神经营养药物

神经保护剂的疗效尚需开展更多高质量临床试验进一步证实，因此不常规推荐使用，可酌情使用。

5. 止血剂

因其可增加深静脉血栓风险，所以不推荐常规使用止血剂，对于合并消化道出血者，可考虑选用。

6. 预防深静脉血栓

患者应在弹力袜基础上使用间歇性空气压缩装置，以预防深静脉血栓。证实出血停止之后，卧床的患者在发病 1～4 d 后可考虑皮下注射小剂量低分子肝素，以预防静脉血栓栓塞。

7. 预防多种并发症

应预防肺部感染、营养不良、高热、癫痫、应激性溃疡、压疮等并发症。

(二)外科治疗

确定手术前，应对患者全身情况、年龄、意识状态、血肿量、出血部位以及是否合并脑积水等进行综合评估。一般认为，意识清醒的少量出血患者不需手术。而深度昏迷、双侧瞳孔散大甚至生命体征不稳定者，手术效果不佳。脑叶和基底节出血可行开颅手术清除血肿；丘脑出血的手术治疗应更慎重，破入脑室者，可行脑室钻孔引流；脑干出血多以内科治疗为主；对于大多数脑出血患者，手术的时机及有效性尚不确定。对于以下情况，应考虑手术。

(1)出现神经功能恶化或脑干受压和(或)因脑室梗阻造成脑积水的小脑出血患者，应尽快手术清除血肿。不推荐单纯脑室引流而不进行血肿清除。

(2)对于脑叶血肿量>30 mL 并且在皮质表面 1 cm 范围内的患者，可考虑常规开颅术清除幕上血肿。

（3）立体定向或内镜抽吸（联合或不联合溶栓药）微创血肿清除术的有效性尚不确定。

（4）对于 6 h 内甚至更早手术仍存在争论，但从理论上在血肿周围脑组织出现不可逆损害之前清除血肿可更好地挽救神经功能。

（5）对于 72 h 内的较大量基底节脑出血者，可以考虑微创血肿粉碎清除术。

（6）对于小脑出血应比较积极手术，如血肿量＞10 mL 或压迫第四脑室形成脑积水者，应尽早手术。

第三节　颅脑损伤

一、颅脑损伤概述

颅脑损伤由于伤及中枢神经系统，病死率和致残率均较高。目前颅脑损伤的主要原因为交通事故，建筑、工矿事故，打架斗殴，高处坠落伤，运动损伤等。颅脑损伤按脑组织是否与外界相通，即硬脑膜是否破裂可分为闭合性颅脑损伤和开放性颅脑损伤；按损伤发生的时间和类型又可分为原发性颅脑损伤和继发性颅脑损伤。

二、颅脑损伤的外力作用及机制

（一）颅脑损伤的外力作用

颅脑损伤按外力作用可分为直接暴力性损伤和间接暴力性损伤。直接暴力性损伤是指外力直接作用于头部产生的损伤，而间接暴力性损伤指暴力作用于头部以外的身体其他部位，再传递到颅底和其相邻近神经结构而造成的损伤。

（二）颅脑损伤的机制

颅骨遭受外力后变形急速内凹及弹回造成颅内压力的骤升和骤降。颅骨内凹时在外力的冲击和颅内压迅速增高的共同作用下造成脑损伤；当内凹的颅骨弹回时，颅内压突然下降产生的负压会造成脑组织的再次损伤。

脑组织在颅腔内的直线和旋转运动。在直线运动时,脑组织的运动常落后于颅骨的运动,颅内压力的变化使脑组织不仅被冲击到受力点对侧的颅骨壁,即对冲伤;接着又会被负压吸引到受力点侧的颅骨壁,即冲击伤。其中额叶及颞叶底面凹凸不平,撞击与摩擦更易形成损伤,如直线的摔伤、钝器击伤等。在旋转运动时,高低不平的颅底、具有锐利游离缘的大脑镰及小脑幕阻碍脑组织的旋转运动而产生的应切力,对脑组织造成的损伤,如车祸伤等。

三、颅脑损伤的诊断

(一)病史

病史主要包括受伤的时间、原因、头部外力作用情况;伤后意识障碍变化情况,做过何种处理;伤前有无其他疾病,如心肺、肝肾等相关脏器的病史。

(二)体格检查

体格检查主要包括意识障碍的程度及相比伤后的变化;头皮损伤,耳鼻出血及渗液的情况;生命体征的检查;瞳孔检查应注意对比双侧大小、形状及对光反应的情况;四肢的肌力及肌张力、腱反射及病理反射的情况。

(三)辅助检查

1. 颅脑 CT

对于急重症的颅脑损伤,颅脑 CT 是目前最常规有效的辅助诊断方式,可迅速了解脑组织损伤的程度及颅骨骨折的部位及类型。

2. 腰椎穿刺

了解脑脊液压力和成分的改变,但对于已有脑疝表现及后颅凹血肿者为禁忌,因其可导致脑疝形成,加速病情恶化。

3. 脑血管造影

可发现有无外伤性的血管损伤或动静脉瘘。

4. 颅骨 X 线平片

如病情允许,应常规行正侧位或特殊位摄片,以了解颅骨骨折部位、类型及颅内异物情况。

四、颅脑损伤的查体及监护

颅脑损伤患者病情危重,复杂多变,且往往进展迅速,需及时发现和处理。因此,必须实行严格的神经查体及严密的监护,及时准确地掌握病情,动态地观察患者的体征及各项指标,给予及时正确的治疗和护理。这是患者度过危险期及挽救生命的关键。

(一)神经功能检查

神经功能检查主要指对患者意识状态、瞳孔及肢体运动、感觉和浅深反射、病理反射等的观察和判断。

1. 意识

意识障碍及其程度是反应脑功能状态的可靠指标之一。在临床上主要根据患者对语言或疼痛刺激所产生的觉醒反应程度和维持觉醒的时间来判断意识状态。根据 GCS 评分法,13～15 分为轻度伤,9～12 分为中度伤,3～8 分为重度伤。

2. 瞳孔

观察瞳孔的大小和对光反应是判定脑疝以及脑干功能损害程度的重要指标之一。应定期观察和对比双侧瞳孔的大小、是否等大同圆,以及直接和间接对光反应灵敏与否等。当瞳孔轻度扩大,对光反应迟钝,可能是颅内压增高、一侧颞叶钩回疝的早期体征。如一侧瞳孔明显或完全散大,直接或间接对光反应均消失,表明同侧动眼神经明显受压,说明已有脑疝形成。动眼神经直接损伤也可造成瞳孔散大,但必须结合影像学及意识状态排除血肿及颅内高压等形成脑疝的可能。双侧瞳孔散大固定于中位,是严重脑干损伤的体征。

3. 神经功能监测

神经功能监测是指对肢体运动、感觉、反射以及对脑神经的密切观察。患者进入 ICU 后,首先应对患者的损伤性质和部位有所了解,并且要对患者进行详细的神经系统检查,观察有无瘫痪或感觉、反射的异常。在监护过程中,发现患者出现较为明确的神经系统功能障碍,如单瘫、偏瘫等,或原有的神经功能障碍加重,要考虑病情加重或发生继发性损害的可能。

(二)生命体征观察

生命体征观察是颅脑损伤患者的重要观察内容之一。动脉收缩压增高或波动,提示颅内压增高或脑干功能障碍。心动过缓、心律不齐或脉搏不规则,均为颅内压增高的表现。如出现陈—施呼吸,多见于弥漫性脑功能障碍;快而深的呼吸中枢神经元性换气过度,是脑干上部缺血的早期表现;长吸气性呼吸或抽泣样呼吸则提示脑干下部功能受损,预示病情危重。

(三)颅内压监测

颅内压(ICP)是脑组织对蛛网膜下隙产生的压力,正常人为 0.7~1.8 kPa(70~180 mmH$_2$O),儿童为 0.5~1.0 kPa(50~100 mmH$_2$O)。在颅脑损伤的患者中,多数有不同程度的颅内压增高。目前颅内压监测的方法包括脑室内插管法,蛛网膜下隙插管法,硬脑膜下、硬脑膜外及脑组织内颅内压监测等,以脑室法最可靠,且可通过脑脊液引流降低颅内压,但应防止继发性感染。

(四)血流动力学监测

血流动力学监测包括心率、心律、动脉血压以及中心静脉压等。尤其中心静脉压的监测对颅脑损伤后脱水及补液治疗具有重要的指导意义。

(五)呼吸功能监测

呼吸功能监测主要包括呼吸频率、潮气量及血气分析。

(六)其他监测

其他监测包括经颅多普勒(TCD)、脑电图(EEG)和诱发电位(EP)等。

五、颅脑损伤的治疗

(一)内科治疗

1. 保持呼吸道通畅

患者由于不同程度昏迷、舌后坠、咳嗽反射和吞咽功能障碍以及频繁呕吐等因素,极易引起呼吸道梗阻,应及时清理呼吸道分泌物,必要时,可给予气管插管及机械通气,如预计患者昏迷时间较长或合并胸部损伤,应尽早行气管切开术,保持呼吸道通畅。

2. 严密观察病情

伤后 72 h 内,至少每半小时或 1 h 监测呼吸、脉搏、血压 1 次,随时检查意识、瞳孔变化,注意有无新的症状或体征的出现。

3. 止血药物

止血药物包括氨甲环酸、蛇毒提取物等,但止血药物可增加深静脉血栓的风险,因此不常规应用,可根据情况酌情应用。

4. 防治脑水肿,降颅内压治疗

(1)脱水治疗:常用脱水药物包括渗透性脱水药及利尿药两类。口服药物包括氢氯噻嗪、乙酰唑胺、氨苯蝶啶、呋塞米、50%甘油盐水溶液等。静脉注射剂包括 20%甘露醇、30%尿素转化糖或尿素山梨醇溶液、甘油果糖、呋塞米等。

①甘露醇:目前临床上 20%甘露醇因其对脑组织脱水效果好、具有一定的脑保护作用以及价廉等优点而最为常用,一般按体重 0.25~2 g/kg 进行静脉滴注,也可 125 mL 或 250 mL 每 6 小时或每 8 小时静脉滴注,一般滴注时间为 30 min 内。与呋塞米相交替可加强脱水效果,但应注意血浆渗透压不宜超过 320 mmol/L。同时注意出入量,保证足够的循环血容量,注意防止电解质紊乱。

②呋塞米:临床常用,但对于治疗颅内压升高因其无特异性针对脑组织脱水的效果,所以很少单独使用,常与甘露醇、甘油果糖及白蛋白联用。

③甘油果糖:脱水作用较甘露醇弱,但其对肾功能无影响,对于肾功能障碍或因应用甘露醇而导致肾功能障碍的患者,可应用甘油果糖。

④人血白蛋白:人血白蛋白对消除脑水肿及降低颅内压有一定的作用,但其价格高,来源较少而不常用。目前对于颅内压升高的患者,不推荐早期大剂量应用人血白蛋白,因其会带来较为严重的不良反应。可常规剂量应用,也可与呋塞米联用。

(2)冬眠亚低温疗法:早期可应用冰毯及冰帽以及冬眠药物将中心温度降至 32℃~34℃,可以使脑新陈代谢降低,减少脑组织耗氧量,防止脑水肿的发生和发展,一般应用不超过 48 h,同时应注意防治低体温所带来的并发症。

(3)巴比妥治疗：大剂量戊巴比妥或硫喷妥钠可降低脑的代谢，减少氧耗及增加脑对缺氧的耐受力，降低颅内压。

(4)适当辅助过度换气：目的是使体内CO_2排出。据估计，动脉血$PaCO_2$每下降0.13 kPa(1 mmHg)，可使脑血流量递减2%，从而使颅内压相应下降。但过度通气引起低碳酸血症可导致脑血管痉挛，过大的降低脑血流量从而导致脑灌注不足，因此应适当地过度通气，维持动脉血二氧化碳分压在35～40 mmHg。

5. 神经营养药物

醒脑静、神经节苷脂、磷酸腺苷、依达拉奉、胞磷胆碱等神经营养药物虽已广泛用于临床，但目前仍缺乏足够的证据证明神经营养药物的效果，临床上可酌情应用。

6. 钙拮抗剂

严重急性颅脑损伤患者不提倡使用。无明显颅内高压的外伤性蛛网膜下隙出血患者，可发生脑血管痉挛，加重脑损伤，因此可适当使用。但研究发现，尼莫地平的临床效果差异很大，因此，国际上已经不把尼莫地平列为治疗急性颅脑损伤和外伤性蛛网膜下隙出血的药物。

7. 促醒治疗

促醒治疗包括高压氧治疗；催醒药物的治疗，如纳洛酮；音乐疗法等。

8. 激素

研究表明大量应用激素可增加病死率，因此目前认为：对于颅脑损伤患者，不应常规应用大剂量糖皮质激素，但对气管插管的多发性创伤的患者早期应用应激剂量的糖皮质激素可以降低获得性肺炎的发生率。

9. 镇静、镇痛

目前对颅脑损伤患者的镇静、镇痛多存在争议，因镇静、镇痛可能影响医务人员对患者意识及瞳孔的判断；但部分颅脑损伤患者常有烦躁不安，无法配合治疗，同时可能进一步加重颅内高压，因此，对这部分患者，建议适当地镇静、镇痛，建议镇静深度在Ramsey评分3～4分，应用苏醒较快的短效镇静、镇痛药物，停药后可快速苏醒，有利于对镇静、镇痛患者的意识及瞳孔的观察和判断。

10. 预防并发症

应预防肺部感染、营养不良、高热、癫痫、应激性溃疡、压疮及深静脉血栓等并发症。

(二)外科治疗

外科治疗主要针对颅内血肿或重度脑挫裂伤合并脑水肿引起的颅内压增高和脑疝,其次为颅内血肿引起的局灶性脑损害。对于小脑幕上硬膜外 $20\sim30$ mL 的血肿、无明显颅内压增高症状或轻微中线移位、脑池或脑室无受压者,可保守治疗;血肿较大或颅内压明显增高者,须尽早手术。

1. 颅内血肿的手术指征

(1)意识障碍程度逐渐加深。

(2)颅内压监测压力超过 270 mmH_2O,并呈进行性升高。

(3)有局灶性脑损害体征。

(4)尚无明显意识障碍或颅内压增高症状,但CT检查血肿较大(幕上>40 mL,幕下>10 mL),或中线移位明显(移位>1 cm)、脑室或脑池明显受压。

(5)在非手术治疗过程中病情恶化者。

2. 急性硬脑膜外血肿的手术指征

(1)急性硬膜外血肿>30 mL,颞部>20 mL,需立刻行开颅手术清除血肿。

(2)急性硬膜外血肿<30 mL,颞部<20 mL,最大厚度<15 mm,中线移位<5 mm,GCS 评分>8 分,没有脑局灶损害症状和体征的患者可保守治疗。但必须住院严密观察病情变化,进行头部 CT 动态观察血肿变化。一旦出现临床意识改变、颅高压症状甚至瞳孔变化或 CT 血肿增大,都应该立刻进行开颅血肿清除手术。

3. 急性硬膜下血肿的手术指征

(1)急性硬膜下血肿>30 mL、颞部>20 mL、血肿厚度>10 mm,或中线移位>5 mm 的患者,需立刻采用手术清除血肿。

(2)急性硬膜下血肿<30 mL、颞部<20 mL、血肿最大厚度<10 mm,中线移位<5 mm,GCS 评分<9 分的急性硬膜下血肿患者,可以先行非手术治疗。如果出现伤后进行性意识障碍,GCS 评分下降>2 分,应该立刻采用外科手术治疗。

4. 重度脑挫裂伤合并脑水肿的手术指征

(1)意识障碍进行性加重或已有一侧瞳孔散大的脑疝表现。

(2)CT 检查发现中线结构明显移位、脑室明显受压。

(3)在保守治疗过程中病情恶化。

开放性颅脑损伤原则上应争取在伤后 6 h 内进行清创缝合术;在应用抗生素的前提下,72 h 内尚可行清创缝合术。

第二章　颅高压危象

第一节　颅高压危象概述

颅内高压(HICP)是颅脑损伤、脑肿瘤、脑动脉瘤破裂出血、脑内出血、蛛网膜下隙出血、大面积脑梗死、脑积水和颅内炎症等所共有征象。由于上述疾病使脑组织肿胀,颅腔内容物体积增加,脑脊液分泌过多、吸收障碍、循环受阻或脑血流灌注过多等原因而导致颅内压持续保持在 2.0 kPa(15 mmHg)以上,从而引起相应的综合征,称为颅内高压。

临床上因各种病因引起颅内压急剧增高,均可推压脑组织由高压区向低压区移位,其中某一部分被挤入颅内生理空间或裂隙,压迫脑干或其他脑组织,导致病情加重,出现脑疝而危及生命的状态称为颅高压危象,又称脑疝危象。颅内压多大于 20 mmHg,最常见的为小脑幕切迹疝和枕骨大孔疝。

提高对该现象的认识,从而进行快速诊断和及时处理是挽救此类患者的关键。

第二节　脑疝形成的相关因素与病程发展的一般规律

一、脑疝形成的相关因素

颅脑损伤、脑肿瘤、炎症、脑血管病、寄生虫、中毒、缺氧等产生的颅内压增高是形成脑疝的先决条件。脑疝是颅内压增高的最终病理表现和结果,但颅内压增高并非发生脑疝的唯一条件。发生脑疝还与下述因素有关。

脑疝的发生与颅内压的高低及其增高的速度有关:一般来说,颅内压越高越容易发生脑疝,颅内压力增高速度越快越容易发生脑疝。例如,在颅内压力缓慢增高时,脑组织常可以较好地适应代偿,虽然压力达到相当高度却不一定发生脑疝的结果;相反,在颅内压力迅速增高时,虽压力增高不明显,也可以形成脑疝。

脑疝的发生与颅内病变的部位有关:因为大脑半球各脑叶的解剖部位及受压后各脑叶移位的情况不同,脑疝发生的容易程度也不同。如颞叶占位性病变最容易发生脑疝。

脑疝的发生与颅内的解剖结构有关:颅内的某些结构,如小脑幕切迹、枕骨大孔等在颅内压增高时是阻力较小的部位,当颅内一占位性病变发展到颅内再无代偿余地时就可挤压某些部位的脑组织向这些阻力较小的部位移动而形成脑疝。

脑疝的发生与颅内病变的性质有关:颅内局灶占位性病变较易发生脑疝,而弥散性病变则相对较少引起脑疝。比如,临床上弥散性脑水肿和脑肿胀较少发生脑疝。

脑疝的发生与患者颅内的代偿能力有关:儿童由于颅缝未闭合,颅内压缓慢增高会发生颅缝分离,囟门扩大而使颅腔容积增大,扩大了颅内代偿空间而延缓了脑疝的发生。老年人由于脑萎缩使颅内容物体积缩小,颅内空间相对扩大,增加了代偿能力,使颅内压增高症状不明显,延缓了脑疝的发生。

二、脑疝病程发展的一般规律

颅内压力的增高依颅内病变的性质、形成快慢及其引起的脑水肿的轻重而分为急性颅内压增高和慢性颅内压增高。急性颅脑损伤的颅内压增高是以急性颅内压增高的形式出现的。颅内压增高的全过程,依其增高程度和颅内代偿情况不同而显示出其阶段性,一般分为以下三个阶段。

(1)代偿阶段:在颅内压增高的早期,脑缺氧、脑水肿较轻。这时表现为脉搏缓慢而且洪大有力、血压逐渐升高,这是机体内在的主动性代偿作用。当颅内压增高到一定程度,颅内代偿能力也发挥到一定程度,病情就逐渐转化,由颅内压增高的代偿阶段进入脑疝形成的前驱期(初期),为脑疝即将形成前的一个短暂阶段,其主要表现为突然发生或再度加重的意识障碍、剧烈头痛、烦躁不安、频繁呕吐以及轻度的呼吸深、快,脉搏增快,血压升高,体温上升等。这些症状是由于颅内压增高使脑缺氧突然加重所引起。

(2)脑疝形成阶段:又称脑疝代偿期或中期。当颅内病变继续发展,使颅内压力继续增高,增高到颅内再无余地可以代偿时脑疝即形成。在此阶段全脑的病变较前驱期又有加剧,但尚能通过一系列的调节机制来维持生命。此时所见的症状,一方面是由颅内压增高所致的全脑缺氧和疝出脑部所致的脑干局部损害共同引起,如昏迷加深、肌张力改变、呼吸再加深或减慢,血压再升高而脉搏减慢,体温再升高等;另一方面则为疝出脑部所引起的局限性症状,如小脑幕切迹疝时所见的动眼神经及中脑受损害后反映出来的症状等。

(3)失代偿阶段:又称脑疝衰竭期、晚期或瘫痪期。由于颅内压严重增高,脑疝继续发展,脑干已受到极为严重的损害,到了无力维持生命的阶段。此期最突出的症状是呼吸及循环机能衰竭,如周期性呼吸、肺水肿、脉搏细速不规则、血压的急速波动并逐步下降、体温下降、双侧瞳孔散大且固定,四肢肌张力消失,进而呼吸和心跳相继停止而进入临床死亡。

至于上述各期的长短,则取决于导致脑疝的原发病变的部位、性质,形成脑疝的因素,脑疝发生的部位以及临床处理等情况。

第三节 颅高压危象的快速诊断

目前临床上针对颅高压的诊断要点包括:颅高压三联征(头痛、呕吐和视乳头水肿);外展神经麻痹与复视、意识障碍、抽搐、去大脑强直发作、生命体征改变(血压升高、脉搏徐缓、呼吸不规则、体温升高等病危状态,甚至呼吸停止,终因呼吸循环衰竭而死亡等);脑脊液压力>200 mmH$_2$O。

一、头痛

头痛是颅内压增高最常见的症状之一,头痛程度随颅内压的增高而进行性加重。用力、咳嗽、弯腰或低头活动常使头痛加重。头痛性质以胀痛和撕裂痛为多见。

二、呕吐

当头痛剧烈时,可伴有恶心和呕吐。呕吐呈喷射性,易发生于饭后,有时可导致水电解质紊乱和体重减轻。

三、视神经乳头水肿

视神经乳头水肿是颅内压增高的重要客观体征之一。表现为视神经乳头充血,边缘模糊不清,中央凹陷消失,视盘隆起,静脉怒张。若视神经乳头水肿长期存在,则视盘颜色苍白,视力减退,视野向心缩小,称为视神经继发性萎缩。此时如果颅内压增高得以解除,往往视力的恢复也并不理想,甚至继续恶化和失明。颅内压增高还可引起一侧或双侧外展神经麻痹和复视。

四、意识障碍及生命体征变化

疾病初期意识障碍可出现嗜睡,反应迟钝。严重病例可出现昏睡、昏迷、伴有瞳孔散大、对光反应消失,发生脑疝,去脑强直。生命体征变化为血压升高、脉搏徐缓、呼吸不规则、体温升高等病危状态,甚至呼吸停止,终因呼吸循环衰竭而死亡。

五、其他症状和体征

其他症状如头晕、猝倒,头皮静脉怒张。在小儿患者可有头颅增大、颅缝增宽、前囟饱满隆起。头颅叩诊时呈破罐声及头皮和额眶部浅静脉扩张。

颅内压的数值目前可以通过颅内压监护和腰穿获得,但颅内压的监测由于其有创及需要特殊仪器而使用并不普及,同时其结果受诸多因素影响,不适用于颅高压危象的快速诊断。而腰穿也因为有创性,同时在颅高压情况下有诱发脑疝的危险,同样不适用于颅高压危象的快速诊断。所以,颅高压危象的快速诊断还是要依靠临床表现来判断,颅高压三联征(头痛、呕吐和视乳头水肿)是主要的诊断依据,其中剧烈的头痛,以及此时的烦躁、血压升高、头痛时伴有与进食无关的频繁喷射性呕吐最具临床诊断价值。

第四节　颅高压危象紧急治疗

紧急治疗包括五个方面。

(1)改善静脉回流,包括头部抬起、减少机械通气的吸气时间、肌肉放松等。

(2)若引流脑脊液的导管在位,可适当放脑脊液。

(3)过度通气:由于此时的通气是为了挽救濒临死亡的脑组织,增加颅内脑组织的顺应性,故可短时间过度通气,即使 $PaCO_2$ 达到 $25\sim30$ mmHg。

(4)渗透脱水,使用甘露醇和(或)高渗盐水。一般推荐,院前急救中使用20%的甘露醇 $0.2\sim1.0$ g/kg,或 $1\sim5$ mL/kg。使用甘露醇的间期均应合并使用生理盐水,以防止渗透利尿所致的继发性低血压。

(5)加深麻醉或镇静。

第五节　颅高压危象的病因及降颅压治疗

一、病因治疗

颅内高压是由于颅内容物和颅腔容积矛盾失衡所致,即颅腔内容物的体积超出颅腔所能容纳的范围,如脑水肿或血肿使脑容积增大;或由于颅腔本身变小,如颅骨凹陷性骨折,但单独后者引起的颅内压增高较少见。因此,从这个角度而言,病因治疗的范围较大。如缺血性卒中的溶栓治疗、颅内血肿的清除,以及解除凹陷性骨折等均属对因治疗。然而,当病因无法治疗或已丧失治疗窗口,或病因治疗未能完全阻止病情的发展,此时下述治疗具有着重要的临床意义。

二、降颅压治疗

(一)脑脊液引流

脑脊液引流多使用于手术中或术后。例如,在脑血管瘤破裂的手术治疗中,在硬脑膜打开后,即可通过引流脑脊液进一步减轻脑组织的张力。手术后的脑室外引流,不仅可监测颅内压,还是引流脑脊液降低颅内压的重要手段。

值得注意的是在采取确切的降低颅内压措施前,腰穿放脑脊液须极为慎重,严防因腰穿放脑脊液检查或引流,促发或加快、加重脑疝的发生。一般宜先行脱水利尿降低颅内压等处理,再行腰穿。

(二)渗透治疗

目前甘露醇仍是最常使用的渗透治疗药物。20%的甘露醇有即刻降低颅内压的作用,与其扩容后降低血液黏滞度,增加脑血流量有关,继而反射性脑血管收缩致颅内压下降。此后较持久的颅内脱水作用则与渗透性脱水相关。临床一般采用小剂量 0.25~0.5 g/kg,在 15~20 min 快速静脉滴入,一般 4~6 h 可重复一次。为了减少其不良反应,有人建议在甘露醇使用的间期,除给予生理盐水防止低血容量外,尚须进行血浆渗透压的检测。当血浆渗透压大于 320 mmol/kg 应停止使用甘露醇,防止发生肾小管坏死。高渗盐水也是可供选择的脱水药物,尤其是在多发性或存在低血压倾向时。临床常使用 10%~20%氯化钠盐水 40~75 mL,在 30 min 静脉滴入,一天可数次。控制血钠在 145~155 mmol/L,血浆渗透压小于 320 mmol/L。对于甘露醇治疗效果不佳者,高渗盐水仍然有效。

(三)诱导性高血压法

诱导性高血压亦称人工高血压。该学说的理论基础是在脑血流自动调节存在的前提下,通过药物增加体循环血压而增加脑灌注压,继而引起脑血管收缩而使脑血容量下降,最终导致颅内压下降。反之亦然。Rosner 等利用此理论,在脑外伤的临床研究中进行血压管理,并取得较好的结果。然而,临床实际使用存在以下问题:其一,尽管急性脑损伤后大部分患者的脑血流自动调节是存在的,但是,对于具体患者而言,尚需通过颅内压或 TCD 对脑血流自动调节是否存在进行检测;其二,人工高血压具有引起颅内血肿,或增加血管源性脑水肿的可能;其三,有增加患者心肺负荷的风险,尤其是老年患者或本身有心血管功能异常者。故此,使用该种方法应权衡利弊,并做好颅内压和颈内静脉血氧饱和度的监测,以便在获得较好的脑灌注压(不超过 100 mmHg)的同时,使颅内压和颈内静脉血氧饱和度保持在理想水平。总之,目前该方法未作为常规抗颅内高压的措施。

(四)巴比妥人工昏迷疗法

巴比妥人工昏迷用于治疗顽固性颅内高压。其降低颅内压的机制主要是降低脑代谢率,从而降低脑血流量。此外,发现巴比妥具有减少钙离子的内流、自由基的释放和减轻脂质过氧化等脑保护作用。但是,该种治疗的不良反应在一定程度上限定其使用的频率:其一,通过抑制心血管引起低血压;其二,有收缩颅内血管的作用,这可能是引起脑组织代谢/血流脱耦联和脑缺血的原因;其三,此类药物降低免疫功能,易引起肺部感染。

(五)过度通气治疗

对颅内高压而言,过度通气治疗仅是一项在无有效措施治疗时的紧急状态下的权宜之计,因此,必须慎用。一般宜在其他方法无法降低颅内压的特殊情况下,为抢救患者生命临时应急使用。原因之一,过度通气是以收缩脑血管、减少脑血流为代价,来降低颅内压的;原因之二,低碳酸血症的作用只能持续一段时间(1～3 h)。随着脑脊液 pH 的恢复(碳酸氢根下降),脑血管出现对过度通气的疲劳现象。必须使用时,也应控制 $PaCO_2 \geqslant 25$ mmHg、短期应用为佳,以免加重脑继发性损害。

(六)人工亚低温治疗

人工亚低温在心脏骤停和缺血性脑卒中的应用,主要治疗目标是脑保护作用。然而,在严重颅脑外伤中的应用,其主要治疗目标就是降低颅内压,尤其是对严重的、顽固性颅内高压症。

(七)去骨板减压术

对于所有内科治疗无效的颅内高压症患者,去骨板减压术成为一项可选择的治疗方法。它常与硬脑膜整形、清除病理性容积等手术联合实施。由于缺乏严格设计的随机对照研究资料,该手术适应证的选择问题至今仍存在较大争议。在缺乏随机对照研究资料的前提下,是否实施该项手术多从以下因素综合考虑。

(1)患者的年龄和一般情况。

(2)患者发病后初始神经状况,如 Glasgow 昏迷评分。

(3)初始的颅脑影像学资料,如颅脑 CT。

(4)监测指标,如脑灌注压和颅内压等。

(5)对于脑复苏的治疗反应。

除上述影响去骨板减压术长期疗效的因素外,神经内外科、神经影像和重症监护的相互合作的程度,也对严重脑损伤患者的预后产生重要影响。

三、常用颅高压危象紧急处置技术

(一)紧急颅骨钻孔引流术

1. 适应证

对于急性硬膜下或硬膜外出血所致颅高压急剧升高患者,在紧急抢救时,可作为开颅手术清除血肿的前奏或过渡手段使用,能起到延缓病情,为下一步手术治疗争取时间。

2. 操作要点

根据 CT 结果,确定血肿位置,进行钻孔引流,不必拘泥于铺巾消毒等无菌操作,一切以争取时间为最高原则。一般而言以选取颞部为宜,因为颞部颅骨很薄,容易钻透,另外,硬膜下血肿多由于对冲伤引起,积血在颞部及颞窝为多,能很好地起到引流积血降低颅内压作用。

3. 优缺点

优点是此术操作简便,手术时间短,创伤小,可在局麻下施行。缺点是仅能暂时缓解颅高压,必须紧接着进行确定性脑外科手术,同时不能进行止血操作。

(二)脑室穿刺和引流术

1. 适应证

脑积水引起颅高压危象时,可先采用脑室穿刺作为紧急减压抢救措施。

2. 操作要点

(1)额入法(穿刺侧脑室前角):最常用。穿刺部位在发际内 2 cm 旁开中线 2 cm 处,发际较高者可选眉弓上 7 cm 旁开 2 cm。穿刺方向与矢状面平行,对准两外耳道连线,深度不超过 5 cm。

(2)枕入法(穿刺侧脑室后角):穿刺部位选择枕外隆凸上方 4~7 cm 旁开中线 3 cm,穿刺方向,对准眉弓外端,深度不超过 6 cm。

(3)侧入法(穿刺侧脑室下角或三角区):穿刺侧脑室下角时,穿刺部位在耳郭最高点上方 1 cm 处,穿刺侧脑室三角区时,在外耳孔上方和后方各 4 cm 处,均垂直刺入,深度 4~5 cm。

(4)经眶穿刺法(穿刺部位选眶上缘中点下后 0.5 cm 处):经皮凿开眶顶,用脑针向上 45°角并稍指向内侧做穿刺,穿入侧脑室前角底部。

3. 穿刺方法

(1)颅骨钻孔穿刺法:根据上述前角、后角、侧方穿刺位置,切口约 3 cm,钻孔后放置引流管。

(2)颅锥穿刺法:使用颅锥,创伤小,简单易行。先固定颅锥穿刺深度,掌握好方向,左右稍快旋转,轻用力,以便锥透硬脑膜。注意手感。先用脑针穿刺成功后,勿放出过多脑脊液,然后导入细塑料管,固定包扎。

(3)经眶穿刺:适用于无颅锥但需行紧急穿刺放出脑脊液降压。常规消毒铺巾局麻后,在眶上缘中点下后 0.5 cm 处,用尖刀刺一孔,用圆凿或克氏针,凿穿眶上壁,换用脑室穿刺针或腰穿刺针,按穿刺方向穿刺进入侧脑室前角底。

经前囟穿刺:只适用于前囟未闭合婴儿。选前囟侧角的最外端,前囟大者平行矢状面,前囟小者针尖略指向外侧。

4. 术中注意事项

(1)选择适当的穿刺部位,一般以穿刺侧脑室前角为方便,且成功率高。

(2)穿刺点和方向不对往往是穿刺失败的最主要原因,因此应严格确定穿刺点,掌握穿刺方向。

(3)需改变方向时,应先脑室穿刺针或导管拔出后重新穿刺,不可在脑内旋转方向,以免损伤脑组织。

(4)穿刺不应过急过深,以防减压太快引起硬脑膜下、硬脑膜外或脑室内出血。

5. 术后注意事项

(1)术后每日更换引流袋,记录引流量,保持引流管通畅。引流时间一般不超过一周。

(2)每日化验脑脊液,并应用抗生素预防感染。

(3)需持续引流时应注意维持正常颅内压,保持引流管高度(正常时高于前角水平 $10\sim15$ cmH$_2$O)。严重颅高压,术前视力明显减退者应注意观察视力改变。

(三)简易定向微创颅骨钻孔颅内血肿引流清除术(软通道技术)

对于颅内压升高不是很迅速,程度不是很严重的颅内出血,我们推荐使用软通道微创技术清除血肿,此方法需要一定的时间才能够完全清除血肿,故此方法仅针对病情相对稳定,出血量不是很大的颅内血肿。

软通道技术其实质就是采用特殊的硅胶软管在 CT 平面导向下进行引流的技术,是相对于目前国内硬通道引流技术而言。该技术是目前国内开展十分广泛、操作十分简便且行之有效的技术。优点是能够用最小的创伤,在较短的时间内,较彻底地清除血肿,从而起到降低颅内压。

1. 适应证

高血压脑出血,各种原因引起的脑室出血,部分颅脑外伤后颅内血肿。

2. 禁忌证

晚期脑疝,怀疑有动脉瘤,有出血倾向的疾病。

3. 操作要点

CT 扫描确定穿刺平面时最好按听眦线(OM 线)扫描,这样有利于精确确定平面。利用 CT 扫描投影线可直接在头颅上标出所需平面(推荐该方法进行定位)。如果未能标出 CT 扫描投影线定位,则与 OM 线比较进行校准。多数患者行急诊 CT 检查,诸多因素致 OM 前后左右不同程度偏移,定位时必须矫正。以下选取目前应用较多的一种校准方法简要介绍。

可分四步骤进行:

(1)以眼球最大径和外耳道上下加减层数为基线,向上至血肿最大径处与基线画平行线。

(2)在平行线层面将血肿侧半球 2、4、8……等分,直至离血肿最近等分为穿刺点。

(3)画出侧裂体表投影,将穿刺点稍做移动,避开侧裂血管和功能区,同时调整穿刺角度。

(4)量出皮层至血肿中心距离为穿刺深度。

4. 操作步骤

(1)CT 扫描辅助下标志定位线,确定所需的平面(多为血肿最大层面)。

(2)确定头颅表面切口,常规术辅消毒铺巾,以 2% 利多卡因稀释 1 倍行局部浸润麻醉。

(3)切开头皮 4 mm 直达颅骨外板并钝性剥离。开骨孔 4 mm 并突破硬脑膜。在导引下置入 12F(具体型号视所需而定,一般脑内血肿用 12F,引流脑脊液可用 10F)引流管。注意深度,穿刺成功后一般可抽得暗红色血液或含血凝块。

(4)固定引流管,外接引流装置。

(5)术后注入尿激酶 2 万～3 万单位/次,2～3 次/天,以液化血肿利于引流。

5. 注意事项

(1)高血压脑内血肿穿刺引流术后要注意患者的病情状况。若病情加重可能是二次出血,要做好开颅手术前的准备。主要预防措施:穿刺结束开始引流后要尽量将收缩压控制在 160 mmHg 以下,并适当使用镇静药,防止患者躁动。

(2)脑内血肿穿刺引流术前要特别注意避开颅内主要血管、静脉窦、脑功能区域,避免在穿刺中造成损伤。

(3)手术时机的掌握:一般出血量达到 15 mL 以上就可以考虑行穿刺减压,但若患者病情进行性加重,且时间在 6 h 以内,一般以开颅手术为妥。当然紧急情况也可先行穿刺,抽出部分血肿,缓解脑疝症状,为手术前准备赢得时间。

(4)术前要检查凝血功能,必须正常时再行操作。

(5)术后要注意引流管引流袋的管理和颅内压的监测,避免颅内压过高或过低,每日记录引流量。数日后复查 CT,血肿引流基本完全,可以拔除引流管。

(6)术后注意避免感染,注意监测感染征象,严防颅内感染的发生。

第三章　急性中毒

第一节　急性重金属中毒

一、重金属中毒的症状

(一)砷慢性中毒

(1)皮肤:湿疹、角质化、皮肤癌、鲍温病(Bowen Disease)。

(2)神经:中枢及周围神经病变。

(3)血液:贫血、血细胞稀少、白血病。

(4)其他:周边血管病变、四肢坏死(乌脚病)及肝功能异常。

(二)镉慢性中毒

1. 食入

肾病变,包括低分子量蛋白尿,氨基酸尿及糖尿病、疼痛病、高血压、心脏血管疾病及癌症。

2. 吸入

肺纤维化及肾病变。

(三)铬慢性中毒

长期六价铬暴露可能引起癌症,尤其是肺癌。呼吸系统:气喘及肺尘埃沉着病。

(四)铜慢性中毒

(1)长期暴露过多的铜或长久使用铜餐具及水管,可能引起慢性肝病变。长期吸入铜粉尘及熏烟,会导致鼻中隔穿孔、肺部肉芽肿、肺间质纤维化及肺癌。

(2)铜会堆积在大脑神经核、内脏及角膜上面,造成健康伤害,又称为肝豆状核变性。长时间的累积,青春期后渐渐会有永久性脑部病变及肝硬化的病症出现。

(五)汞慢性中毒

汞慢性中毒主要影响中枢神经。常出现发抖、牙龈炎、Erethism(包括失眠、害羞、记忆衰退、情绪不稳、神经质及食欲减退)及其他类似帕金森症状,有视力障碍晶体混浊,周边神经病变。无机汞慢性中毒则类似元素汞慢性中毒。有机汞慢性中毒与急性中毒类似,中枢神经异常为主要症状,但视野缩小及视力受损;感觉及运动障碍;肌肉萎缩及智能受损较明显。

(六)锰慢性中毒

锰慢性中毒可引起神经及精神上的异常,其主要症状分为三个阶段。

1. 初期

认知障碍及情绪困扰,包括有食欲减退、肌痛、神经质、躁动、无法控制暴力行为、失眠、性欲降低。

2. 中期

无法控制的哭笑、说话障碍、视幻觉、行动笨拙、意识混乱。

3. 后期

行走困难、僵硬、无法说话、抖动、类似帕金森症。

(七)镍慢性中毒

长期皮肤接触会有过敏性皮炎发生,另外,慢性呼吸道疾病、免疫功能异常及癌症都可能发生。常见于从事电镀业者。

(八)铅慢性中毒

1. 中枢神经

脑病变、精神智能障碍、神经行为异常,影响儿童发育、发展及智商。

2. 周边(周围)神经

运动神经传导速度变缓,血铅浓度大于 30 μg/dL 尺神经传导即受影响。

3. 血液

贫血、溶血、抑制 ALAD(血铅浓度 10 μg/dL 以上)及 FEP(15 μg/dL)。

4. 尿

ALA 上升(血铅浓度 30 μg/dL 以上)及嗜碱性点彩红细胞。

5. 肾脏

高血压、痛风及慢性肾衰竭。

6. 其他

降低甲状腺激素浓度及慢性肾衰竭,干扰维生素 D 代谢,减少精子活动性及数目,致癌。

(九)锌慢性中毒

长期大量锌暴露,会引起慢性锌中毒,如长期吃雄性动物生殖器、服用大量锌药片,会引起血铜浓度大幅下降,贫血、白细胞稀少症、免疫力受损、体重减轻等症状。

二、重金属中毒的诊断

(一)砷中毒诊断

(1)血中浓度常不准确。在 48 h 内不吃富含砷的食物(如海产),且尿中砷浓度大于 150 pg/L 或 100 ng/d。

(2)改测尿液中的无机砷含量。其尿中三价砷(剧毒)及五价砷浓度大于 50 μg/g 肌酸酐。

(二)镉中毒诊断

(1)要有镉暴露的病史。

(2)肾小管近端病变的证据。

(三)铬中毒诊断

有铬暴露的病史,典型的临床症状及血中、尿中铬上升。

(四)铜中毒诊断

有铜暴露的病史,典型的临床症状,及血中尿中浓度上升>100 μg。

(五)汞中毒诊断

(1)正常人全血的汞小于 10 μg/L,尿液的汞浓度小于 20 μg/L。中毒者尿液浓度常大于 150 μg/L。

(2)无机汞及汞元素中毒。

(六)锰中毒诊断

职业暴露史及实验室检查证实血中及尿中浓度上升。

(七)镍中毒诊断

有镍暴露的病史,镍浓度升高。

(八)铅中毒诊断

(1)血中铅浓度 ALAD 上升,并有临床异常出现,有时可用 EDTA 移动性测验,大于 1 000 μg/24 h 即表示有铅中毒存在。

(2)血铅大于 100 μg/dL,小于 100 μg/dL 并有临床症状。

(九)锌中毒诊断

有锌暴露的病史,典型的临床症状及血中尿中锌浓度上升。

(十)磷中毒诊断

有磷暴露的病史，典型的临床症状及血中尿中磷浓度上升。

三、重金属中毒的急救

(一)砷急救

急性中毒：支持性治疗及 D-青霉胺、BAL、DMSA、DMPS 等解毒剂。DMSA可改善慢性中毒症状。

(二)镉急救

1. 急性中毒

EDTA 及支持性疗法。

2. 慢性中毒

支持及症状性疗法。

(三)铬急救

支持性疗法，急性食入中毒可以用催吐洗胃，活性炭加以治疗，强迫利尿、维生素 C 及 N-乙酰半胱氨酸加以治疗。

有肾衰竭则可以合并血液透析。皮肤暴露可用 10％的维生素 C 溶液或药膏加以治疗。

(四)铜急救

急性中毒以支持及症状治疗为主，注意维持呼吸道畅通及血压稳定，EDTA及 BAL、D-青霉胺治疗。慢性中毒服用锌片及青霉胺治疗可用来促进铜排泄。

(五)汞急救

采用青霉胺（penicillamine）、BAL、DMPS、DMSA 治疗汞中毒。

(六)锰急救

急性中毒以支持性疗法为主。慢性中毒可考虑投予抗帕金森症药物。

(七)镍急救

最初 8 h 尿液中镍大于 100 μg/L,以二乙基二硫代氨基甲酸酯(DDC)或双硫仑治疗中毒,以利尿法加速排出镍。二价镍中毒则是支持性疗法。慢性中毒只有症状疗法。

(八)铅急救

血铅大于 100 μg/dL,以 EDTA+BAL 预防脑病变加重,小于 100 μg/dL 并有临床症状,则用 DMSA 或 EDTA 治疗,避免继续暴露。

(九)锌急救

急性中毒以支持及症状治疗为主,可用 EDTA 及 BAL,D-青霉胺,N-乙酰半胱氨酸来促进锌排泄。

(十)磷急救

用质量分数为 0.5% 的硫酸铜多次洗胃,每次可用 200～500 mL,至无蒜臭为止,以后再用质量分数为 3% 的过氧化氢或高锰酸钾溶液(1 g 高锰酸钾溶于 2 L 水)继续洗胃。

四、重金属中毒的预防

(一)预防油条中铝含量超标

在制作油条时,在面团中加入明矾、碱和盐要适量。正常人铝的每天摄入量为 1 mg/kg(按成年人体重 60 kg 计算,最高允许摄入量为 60 mg/d)。因为摄入过量的铝可能引起神经系统病变,患者表现为记忆减退、震颤、痴呆等,过量的铝蓄积在人体脏器也会引起相应的病例损害。

(二)注意海鲜中重金属蓄积

海鲜是健康食谱中的主要食物之一,味道鲜美而且富含营养物质,能预防心血管病,改善情绪和记忆力。但与此同时,海鲜的安全问题也不容忽视。近年来由于海水污染,贝类和深海鱼已经成为重金属汞、砷的最大来源,如果长期食用海鲜会导致重金属等有毒有害物质在体内积累而危害健康。吃海鲜不要每天单吃一种,食量不要超过 100 g;小的新鲜的海鲜味美、鲜嫩。而大海鲜处在食物链较高阶段,体内富集的污染物较多;另外,食用海鲜,要尽量不吃或少吃鱼头、鱼皮、油脂、内脏、鱼卵、鱼翅,这些东西处理不干净对人体也会造成危害。

(三)尽量不吃松花蛋

因为松花蛋外面包裹的辅料含有密陀僧,其成分就是人们所熟悉的氧化铅。加入氧化铅可促进配料均匀、快速地渗入蛋中,也可使皮蛋迅速凝固,易于脱壳。但放置过久,这些氧化铅就会逐渐渗透入蛋内。目前市场上已有无铅皮蛋,购买时可多加留意。另外吃皮蛋时可适量加些醋,因为醋可以减少有毒物质在人体的吸收。

(四)注意中药毒性

人们一向认为中药其性温和、不良反应小,不少人把中药当补品,实际上这就大错特错,是药三分毒。比如中药中常见的雄黄和朱砂,朱砂含汞,雄黄含砷,长期使用,可导致汞、砷等重金属在人体内的蓄积,造成肝、肾功能严重损害,并可能伤及血液和神经系统,因此必须谨慎使用。吃中药也要遵医嘱服用。

(五)少吃动物内脏

尽管动物内脏有丰富的营养成分,但仍存有大量的重金属的沉积。因为家禽全靠饲料喂养,有些饲料具有一定的不确定性,一旦不安全食物被动物食用,就可能危害健康,比如动物所吃饲料、饮水如果被重金属镉污染,要靠内脏来代谢,时间一长,某些有害物质就会沉积在内脏里。通过人食用,就会成为健康的杀手。因此,吃动物内脏时,最好粗细搭配,多吃蔬菜,以补充膳食纤维有利于健康。

(六)少喝易拉罐饮料

易拉罐以铝合金做材料,罐内壁涂有一层有机涂料,可使铝合金和饮料隔离。往往有些生产商为减少成本,他们在制作铝罐的过程中,偷工减料生产一些不合格产品,这样时间一长,产生化学反应,就会对人体造成危害,尤其是某些罐中饮料带有酸性或碱性时,其危害程度更大。为此,应尽量少喝易拉罐饮料,而多喝瓶装饮料。当然最好饮用白开水,这样更有利于健康。

(七)谨防食品包装被污染

目前,人们日常生活中使用大量包装袋,由于生产质量存在问题,不少包装袋材料不过关,有害物超标,如:人们经常使用的油墨中含铅类包装袋、包装纸,用其包裹或包装就会"污染"食物。

还有日常用的不锈钢餐具和陶瓷餐具,也是重金属污染的主要来源。例如不锈钢餐具中会含有一定量的铬、镍,其表层镀层一旦遭到破坏,铬、镍就会析出。另外,陶瓷餐具釉面上印刻的彩色花纹中也含有大量的铅,如果破损,也会释放出。

第二节　急性有机磷农药中毒

农药是指在农业生产中用于防治农作物病虫害、消除杂草、促进或控制植物生长的各种药剂。其中杀虫剂占 70% 以上,主要为有机磷化合物(70%~80%),其次为除虫菊酯类及氨基甲酸酯类化合物、杀虫脒。

有机磷杀虫剂属有机磷酸酯或硫代磷酸酯类化合物,是目前我国生产和使用最多的农药,也是造成急性中毒最常见的农药。目前常用的有数十种,其杀虫力虽高,但对人畜均有毒性。全国每年有数十万吨农药供应市场,估计每年约有 10 万以上的农药中毒患者,其中急性有机磷农药中毒(AOPP)占 80% 以上,病死率国外为 2%,我国在 10% 以上。

有机磷农药一般为淡黄色至棕色油状液体,易挥发,常具有蒜臭味。

一、中毒途径

(一)消化道

大多数系误服、自服或进食被污染的食物、水等造成。

(二)呼吸道

多见于生产有机磷农药的工人和喷洒农药的农民。

(三)皮肤和黏膜

多见于直接接触农药或喷洒农药的农民和生产农药的工人。有机磷农药在体内经氧化毒性增高,代谢产物有对硝基酚、二氯乙醛、二氯乙醇等,测定它们在尿中的存在和含量,有助于了解吸收有机磷农药的量。

二、毒理

有机磷酸酯类化合物主要是与胆碱酯酶结合形成磷酰化胆碱酯酶,抑制胆碱酯酶(ChE)活性,使其失去分解乙酰胆碱(Ach)的能力,引起神经末梢的 Ach 的积聚,作用于有关器官的胆碱能受体(ChR),导致胆碱能神经功能的过度兴奋,受累交感、副交感神经节前纤维、副交感神经节后纤维、一些控制汗腺分泌和血管收缩的交感神经节后纤维、横纹肌的运动神经肌肉接头以及中枢神经系统,继而转入抑制,出现一系列中毒的症状和体征,主要分为:

(1)毒蕈碱样作用,也称为 M 样效应。

(2)烟碱样作用,也称为 N 样效应。

(3)中枢神经系统效应。某些有机磷可与脑和脊髓中的"神经毒酯酶"(NTE)结合,使 NTE 老化,使轴索内轴浆运输中的能量代谢发生障碍,轴索发生退行性变性,继发脱髓鞘病变,引起迟发性神经毒作用。有些可能干扰神经轴索内的钙离子/钙调蛋白激酶Ⅱ,导致轴索变性和迟发性神经毒作用发生。少数的有机磷农药有半抗原作用。

三、诊断

(一)临床表现特点

急性有机磷农药中毒可根据有机磷农药接触史,结合患者呼吸多有大蒜臭味、瞳孔缩小、大汗淋漓、腺体分泌增多、肺水肿、肌纤维颤动、意识障碍等中毒表现,一般可做出诊断。测全血胆碱酯酶活力降低,更可确诊。

1. 有机磷农药接触史

详细询问病史,对诊断帮助极大。详细询问接触或误服、自服的品种,接触途径,时间长短,中毒经过,毒药剂量与浓度,防护措施等。大多数有机磷中毒者有大蒜样臭味。当有明确病史和典型临床表现,如因条件限制不能测全血ChE,也可明确做出临床诊断。如果有典型临床表现和ChE活力下降而无明确可靠接触史,则可一方面按有机磷中毒处理,一方面再追问可疑接触史,对临床表现不典型者,不可轻易做出诊断,只能视为诊断线索。

2. 临床表现

(1)潜伏期:与有机磷的毒性、摄入量和摄入途径有关。口服中毒者,可在5 min至2 h内发病,多在1 h内出现症状;呼吸道吸入较短,约30 min;经皮肤或黏膜中毒者,大多在2~6 h出现症状,慢者12 h左右,极少超过24 h。

(2)中毒发作期:急性胆碱能危象(ACC),表现三大综合征。

①毒蕈碱样症状:出现一般较早,作用于胆碱能神经节后纤维支配部位 M 胆碱受体,主要为副交感神经兴奋所致的平滑肌痉挛和腺体分泌增加,表现为恶心、呕吐、腹痛、腹泻、流涎、多汗、大小便失禁,瞳孔缩小,视力模糊,呼吸道分泌物增加,咳嗽、咳痰,呼吸困难,严重时肺水肿。由于支配汗腺的交感神经兴奋,出现多汗。心血管抑制,表现为心率减慢、血压下降等。

②烟碱样症状:兴奋乙酰胆碱 N 受体,对肾上腺髓质和骨骼肌的运动终极的作用是小剂量时引起兴奋,大剂量时发生抑制。运动神经过度兴奋,引起肌肉震颤、肌肉痉挛、全身紧束感、肌力减退,重者呼吸肌麻痹。心率和血压的变化取决于副交感神经和肾上腺髓质(自主神经节前纤维)相对兴奋程度,心率减慢、血管扩张、血压下降,或皮肤血管收缩所致的面色苍白、心率增快、血管收

缩、血压上升。重症者可出现中毒性心肌炎、心力衰竭、休克等。

③中枢神经系统症状：由于脑内乙酰胆碱积聚，中枢神经系统细胞突触间冲动传导加快，引起中枢神经系统功能障碍，一般在初期出现过度兴奋性症状，表现为头痛、头晕、失眠、烦躁不安、发热，后期出现抑制性症状，如嗜睡、乏力、精神恍惚、惊厥、昏迷等。严重者可发生脑水肿，出现癫痫样抽搐、瞳孔不等大等。患者可死于呼吸中枢麻痹。

(3)中间综合征(IMS,肌无力症候群)：多发生于急性中毒后 1～4 d,ACC 多已被控制，主要表现为颅神经Ⅲ～Ⅶ和Ⅸ～Ⅻ支配的肌肉、屈颈肌、肢体近端肌及呼吸肌的力弱和麻痹。患者抬头困难，肩外展肌、髋曲肌受累，致肩外展及髋曲困难，远端肢体肌力正常，肌张力正常或下降，无肌束震颤。腱反射消失或减弱。眼外展及眼球活动受限，眼睑下垂，睁眼困难，复视。颜面肌、咀嚼肌无力、声音嘶哑，吞咽困难，咽反射消失。但神志清楚，感觉无异常。呼吸肌麻痹发生胸闷、憋气、呼吸困难，发绀，周围性呼吸衰竭，进行性缺氧致意识障碍、昏迷、死亡。血 ChE 活力低下，面神经肌电图 50 Hz 高频持续刺激肌反应波幅进行性递减，一般 4～18 d 恢复，顺序为脑神经、呼吸肌、躯体肌、颈肌。立即进行人工呼吸，数分钟后发绀消失，神志转清，可以做动作示意或书写表达愿望，但不能自主呼吸，为 IMS 最突出特点。

IMS 的发生与个体差异有关。可能与有机磷中毒急性期治疗不够及时充分。蓄积在突触间隙的大量 Ach 持续作用于突触后膜上的 N2-R，使其失敏，导致神经肌肉接头突触后传递功能障碍，神经终板处坏死性改变，出现骨骼肌麻痹。

(4)迟发性神经病变：少数重度中毒的恢复期(2～4 周)出现进行性肢体麻木、无力，呈弛缓性麻痹，多伴有肢体远端手套型感觉障碍，肢体肌肉萎缩，跟腱反射消失。肌电图检查为失神经电位。目前多认为系"神经毒性酯酶"受抑制。神经轴索能量代谢障碍造成轴索退行性变，继发神经纤维脱髓鞘所致。

(5)对内脏器官的毒作用。

①心脏：对心脏毒性表现为心肌收缩力减弱，冠状动脉供血不足和心律失常。严重者可出现 Q-T 间期延长伴扭转型室速，导致心搏骤停，往往在中毒后 3～15 d 发生。

②肺：AOPP 并发 ARDS,诊断难于掌握。临床要求符合 ARDS 诊断标准，

连续血气监测和胸片动态观察。毒物作用于肺或胃内容物反流于呼吸道是发生 ARDS 的成因。

③胰腺管痉挛收缩,少数伴发急性胰腺炎,中毒性肝病。

④毒物经肾排泄,直接损害肾毛细血管,微循环瘀滞,代谢产物促使血管内凝血,致肾小管坏死。

⑤溶血作用:通过中枢神经和增强糖原分解酶的作用,使血糖暂时升高;抑制其他 B 类脂酶和 Na^+-K^+-ATP 泵。

(6)最有助于诊断急性有机磷中毒的体征:

①瞳孔缩小。

②肌束震颤或痉挛。

③暂时性血压升高达 $21.3 \sim 28/13.3 \sim 18.7$ kPa($160 \sim 210/100 \sim 140$ mmHg)。

④流涎、大汗、口鼻喷白沫。

⑤急性肺水肿(双肺满布湿啰音)。

⑥心音弱速或心动过缓。

⑦可嗅到特殊大蒜气味。

(7)病情分级:

①轻度中毒:以非特异性症状(一般神经中毒症状)和轻度毒蕈样症状为主,表现为头痛、头晕、恶心、呕吐、乏力、疲倦、食欲不振、多汗、视力模糊等,瞳孔缩小或不缩小。血胆碱酯酶活力降至 50%～70%。

②中度中毒:出现典型毒蕈碱样症状和烟碱样症状,除上述症状加重外,并出现肌束震颤、瞳孔缩小、胸闷、轻度呼吸困难、流涎、大汗、腹痛、腹泻、精神恍惚、步态蹒跚、言语不利等。血压和体温可上升。血胆碱酯酶活力降至 30%～50%。

③重度中毒:除上述临床症状外,出现中枢神经系统受累和呼吸循环衰竭的表现。患者心率增快、血压上升、瞳孔高度缩小,对光反应迟钝。肌束明显震颤、呼吸道大量分泌物导致呼吸困难、发绀、肺水肿、大小便失禁,最后发生惊厥、昏迷、呼吸麻痹、血压下降。少数患者有脑水肿。血胆碱酯酶活力降至 30%以下。

(二)实验室及辅助检查

(1)血胆碱酯酶活力测定。血胆碱酯酶活力是诊断和判断其中毒程度的重要指标。进一步降低 ChE 活力的药物有麻醉剂、巴比妥、肾上腺素、氨茶碱、乙醚,吩噻嗪。

(2)尿检查。尿中有机磷农药分解产物测定阳性。

(3)血、胃内容物、可疑污染物和大便排泄物中有机磷检测。

(4)血清肌红蛋白和肌酸激酶测定同步升高,与 ChE 活力呈负相关,作为中毒程度的参考指标。

(5)治疗性诊断。阿托品 1~2 mg 静注,10 min 后如出现心率减慢、毒蕈碱样症状减轻,未出现阿托品过量表现,如瞳孔扩大、颜面潮红、心率加快、皮肤干燥等,提示有机磷中毒。

(三)鉴别诊断

应与下列中毒和疾病鉴别:

(1)毒蕈中毒。

(2)急性脑血管病。

(3)中暑。

(4)急性胃肠炎。

(5)巴比妥类药物等中毒。

(6)食物中毒。

(7)其他类农药中毒。

(8)急性肺炎。

四、治疗

(一)急救原则

(1)诊断一经确立,立即抢救。

(2)防止毒物再吸收。

(3)维持呼吸、循环功能。

(4)特效解毒药物的应用。

(5)监测 ChE 活力,指导治疗,判断预后。

(二)治疗措施

1. 基本处理

立即将患者撤离有毒环境,脱去被污染的衣服,清洗污染的皮肤和毛发。体表污染处用清水、肥皂水或者 2％碳酸氢钠溶液彻底洗净(敌百虫忌用碱性溶液,因可变成毒性强十多倍的敌敌畏),禁用热水或乙醇(酒精)擦洗,以免使皮肤血管扩张,促进毒物吸收。眼睛受污染部位,迅速用 2％碳酸氢钠溶液或生理盐水连续冲洗十几分钟,并用 1％阿托品滴眼。

2. 维持呼吸

保持呼吸道通畅,鼻导管输氧,昏迷患者应立即气管插管及建立静脉通道,维持呼吸循环功能。

3. 经口服中毒者应迅速洗胃

不论服毒时间长短,必须尽早、彻底、反复洗胃。洗胃液一般用 2％碳酸氢钠溶液(敌百虫中毒忌用,因可转化为敌敌畏)、1∶5 000 高锰酸钾溶液(用于 DDVP 中毒,对硫磷中毒禁用,因可转化为对氧磷)、清水、1％食盐水或生理盐水,二嗪农和八甲磷中毒宜先用的醋酸溶液洗胃。毒物品种不明者,以清水或生理盐水洗胃为宜。每次洗胃进液量以 300 mL 左右为宜,一般在 30℃～35℃为宜,并注意进出液量的平衡,以防急性胃扩张、水中毒等严重反应而加重病情;洗胃液总量常需 2 万～5 万 mL,至洗出液无色、无气味、无食物残渣为止。洗胃管不必立即拔除,应停留观察一段时间,以备再用。第一次洗胃后,一般保留胃管 2～5 d,多次、间断洗胃,间隔时间 2～8 h(平均 3～4 h),每次液体量从多到少渐减,间隔时间逐渐延长。洗胃后可注入活性炭吸附毒物,并以 20％甘露醇 250～500 mL 导泻。

对于极重症中毒,有插胃管禁忌证或插管困难患者,可行胃造瘘置管洗胃或剖腹洗胃,但应注意无菌操作,特别注意防止毒物污染腹腔而增加吸收。

4. 解毒剂的应用

合理地使用解毒剂,其原则为:

①早期用药。

②联合用药。

③足量用药。

④重复用药。

(1)抗胆碱能药—生理拮抗剂。

①迅速阿托品化:阿托品为胆碱能阻滞剂,消除和减轻毒蕈碱样症状和中枢神经系统症状,兴奋呼吸中枢,但对烟碱样症状和胆碱酯酶活性的恢复无作用,不能消除神经、肌肉传导阻滞。用药原则是早期、足量和维持足够的时间,先大量后小量,间隔用药时间先短后长。撤药要慢。中度以上中毒应短时间内反复静脉注射,争取在第 1 h 内迅速达到阿托品化。阿托品的应用目前没有统一的模式,具体用法见表 3-1。

②抗胆碱药:作用较强的抗胆碱药有阿托品、山莨菪碱、樟柳碱等,阻断节后胆碱能神经支配的效应器上的 M 胆碱能受体,对抗 M 样症状,对中枢 N 胆碱能受体作用小,故对中枢神经症状、中枢神经抑制或外周呼吸肌麻痹疗效有限;中枢性抗胆碱药有东莨菪碱、苯那辛(贝那替秦)、苯甲托品、丙环定等药物,对中枢神经 M 胆碱能受体和 N 胆碱能受体均有明显作用,故有较强的中枢作用。但除东莨菪碱外,其他药物抗外周 M 样症状弱于阿托品。东莨菪碱疗效明显优于阿托品,对有机磷的毒蕈样作用和烟碱样作用有拮抗作用,对中枢神经系统一般有抑制作用而对呼吸中枢有较强的兴奋作用,有利于抢救呼吸衰竭,降低病死率,用药原则同阿托品,剂量选择见表 3-2;长托宁有较强的中枢抗胆碱(抗 M、N)作用,又有较强的外周抗胆碱(抗 M 较强,抗 N 较弱)作用,持续时间较长,有效剂量小,1～2 mg。

阿托品控制肺水肿疗效好,大剂量可阻断中枢 Ach 对抑制性 M-R 的作用,仍为首选药物,但东莨菪碱的中枢作用较阿托品强,而且对中枢的 N-ChR 也有作用。故在肺水肿和昏迷初步控制后,将两药合并或交替使用比较好。

注意事项:

①密切监测:开始用药两小时内须每 10 min 观察一次神志、皮肤、面色、呼吸、血压、心率、瞳孔及心、肺、腹部情况。

②阿托品化表现:神志往往已恢复。面色潮红、皮肤干燥、口干、分泌物减少、结膜充血,瞳孔散大至 5～6 mm 不再缩小,心率加快至 110～120 次/分,肺

部啰音减少甚至消失、肠鸣音减弱、膀胱充盈(阿托品对抗后,膀胱逼尿肌松弛而括约肌收缩)。不能仅靠瞳孔判断,必须全面衡量上述表现。瞳孔散大和皮肤潮红只能作为早期阿托品化的参考指标,而口腔黏膜和皮肤干燥、血压和心率偏高等指标较为可靠。

③阿托品中毒表现:阿托品中毒分为以中枢兴奋性为主的早期阶段和以中枢抑制麻痹为突出表现的晚期阶段,超大剂量时可超越兴奋阶段而处于高度抑制状态。患者表现为精神极度兴奋,烦躁不安,好动多言、谵妄、幻觉、哭笑无常、双手抓空、阵发性或强直性抽搐等。体检可见瞳孔扩大、颜面潮红、皮肤干燥、高热(可达41℃)、心动过速(可达160~180次/分钟)、室性期前收缩、Ⅱ°~Ⅲ°AVB、尿潴留、腹胀、肠鸣音消失,昏迷,甚至呼吸肌麻痹而死亡。瞳孔散大及边、眼底静脉血管显著扩张及腱反射亢进性肢体小肌群(肌束)抽搐可供参考。阿托品化和阿托品中毒的分界线在于患者出现小躁动。

④中毒处理:及时停用阿托品,补液促进排泄,物理降温,镇静使用地西泮或鲁米那钠,维持血压。一般轻、中度中毒不用对抗剂,严密观察病情。或用毛果芸香碱5~10 mg,皮下注射,6~8 h 1次,至症状消失;有生命危险者5~10 mg肌内注射,30 min可重复,直至瞳孔缩小、对光反射存在、皮肤及口腔湿润,神经系统症状消失为止。禁用新斯的明、毒扁豆碱等ChE抑制剂。

表 3-1　有机磷农药中毒的特效治疗参考表

中毒程度	轻度	中度	重度
治疗原则	阿托品,或加用胆碱酯酶复能剂	阿托品加用胆碱酯酶复能剂	阿托品加用胆碱酯酶复能剂
阿托品			
首剂	1~2 mg 皮下、肌内、静脉注射,每 30 min~1 h 1次	首次 2~4 mg 静注,以后每 15~30 min,1~2 mg 静注1次	首次 8~10 mg 静注,以后每 10~15 min,2~4 mg 静注1次
以后		1~2 mg 每 4~6 h 1次皮下或肌内注射	

（续表）

中毒程度	轻度	中度	重度
阿托品化后维持治疗	0.5～1 mg 每 4～6 h 1 次皮下或肌内注射，维持 12～24 h	或 2 mg 静脉滴注，维持 24～48 h，1～2 mg 每 2～4 h 1 次静注或皮下注射，或 5～10 mg 静脉滴注，维持 48～72 h	
解磷定			
首剂	0.4 g 稀释后静注	0.8～1.2 g 静注	1.2～1.6 g 静注，30 min 后视情况重复 1 次
以后	必要时 0.4 g 静脉滴注维持	0.4 g/h 静脉滴注，共 4～6 h	0.4 g/h 静脉滴注，共 6 h
氯磷定			
首剂	0.25～0.5 g 肌内注射	0.5～0.75 g 肌内注射	1.0～1.5 g 静注，30 min 后可重复 1 次
以后	必要时 2 h 重复 1 次	0.5 g 肌内注射，每 2 h 1 次活 0.25～0.5 g/h 静脉滴注	0.25～0.5 g/h 静脉滴注，一般用 6 h
双复磷			
首剂	0.125～0.25 g 肌内注射，必要时每 2～3 h 重复 1 次	0.5 g 肌内注射或 0.25～0.5 g 静脉滴注，2～3 h 后可重复 0.25～0.5 g	0.5～0.75 g 静注，30 min 后可重复 0.5 g
以后		0.5 g 肌内注射或 0.25～0.5 g 静脉滴注，2～3 h 次，1～3 次	0.25 g 每 2～3 h 静注 1 次，共 2～4 次
解磷注射液			
首剂	0.5～1 支肌内注射	1～2 支加氯磷定 0.3～0.6 g	2～3 支加氯磷定 0.6～0.9 g
以后		0.5～1 h 后酌情重复 1～3 次，0.5～1 支/次	0.5～1 h 后酌情重复 1～3 次 1～2 支/次

表 3-2 有机磷中毒的抗胆碱药的首次用量(mg)

药物	轻度中毒	中度中毒	重度中毒
阿托品	1.0～2.0	2.0～5.0	5.0～10.0
东莨菪碱	0.3～0.5	0.5～1.0	2.0～4.0
苯那辛	0.5～1.0	1.0～2.0	2.0～4.0
丙环定	3.0～5.0	5.0～10.0	10.0～20.0
苯甲托品	1.0～2.0	2.0～3.0	3.0～6.0

阿托品依赖：AOPP 患者在用阿托品治疗病情稳定后的一段时间,当阿托品减量或停药时出现面色苍白、出汗、流涎、恶心、呕吐、腹痛等类似中毒反跳的 M-R 兴奋表现,称为阿托品依赖现象(AD)。易发生于重度 AOPP,AT 用量较大,维持时间较长及青壮年患者中。阿托品依赖可能性与应用大剂量 M-R 阻断剂阿托品后,使 M-R 上调,Ch 在突触间隙积聚更多、释放增多有关。也有认为当 Ach 恢复正常时,尚有部分神经末梢处 Ch 仍高于正常,但其生理效应被阿托品拮抗,当减量时则显示出胆碱能神经功能亢进症状。阿托品依赖的预防应做到早期发现,早期治疗,及时彻底反复洗胃,最大限度地减轻 AOPP 的严重程度;阿托品应用早期、足量、快速阿托品化并及时缓慢减量,用量应控制在"最低完全阿托品化"的剂量,维持用药时间以少于 7 d 为宜,注意个体差异。

反跳(OPR)：AOPP 经过抢救治疗,在症状明显缓解后的恢复期,病情突然急剧恶化,重新出现 AOPP 症状而且加重。多发生在中毒后的 2～8 d。OPR 发生原因主要与毒物继续吸收、农药种类、阿托品及 Ach 复能剂停用过早或减量过快、输液不当和体内严重损害等有关。农药毒性大,对 Ach 复能剂疗效不佳的种类如甲胺磷、敌敌畏、乐果等居多。OPR 前后 Ach 活性变化不大,而阿托品用量差异很大是诊断的线索。预防应做到早期彻底清除毒物,减少残毒再吸收,阿托品应用早期、足量、反复、持续、快速化,Ach 复能剂足量,综合治疗(激素、输血或换血),积极治疗并发症。尚无有效地治疗方法。

(2)胆碱酯酶复能剂:胆碱酯酶复能剂夺取结合在胆碱酯酶活性部位的磷酸基团,恢复胆碱酯酶的活性。对解除烟碱样毒作用及促进中枢苏醒作用较显著,而对解除毒蕈碱样作用及防止有机磷对呼吸中枢抑制作用则较差。常用有解磷定、氯磷定、双复磷。用法与用量以 PAM 为例,见表 3-2,0.4 g 解磷定相当于 0.25 g 氯磷定。

解磷定对内吸磷、对硫磷、硫特普、氧磷、甲基内吸磷等急性中毒效果较好，而对敌百虫、敌敌畏、乐果、马拉硫磷、八甲磷等作用较差。水溶性低，不稳定，使用不方便为其缺点。

氯磷定水溶性大，有效基团含量高，不良反应小，可肌内注射、静注、静脉滴注，使用方便，目前已有取代 PAM 的趋势。对二硫化磷酸酯中毒效果较差，对内吸磷、对硫磷、DDVP 等中毒，如超过 48～72 h 也无效。

双复磷（DMO_4）作用强于 PAM，作用时间也较长，对各种有机磷毒剂均有效，易通过血-脑脊液屏障，对中枢神经系统症状有效，兼有阿托品样作用，对毒蕈碱样症状也有效，水溶性高，可皮下、肌内和静脉注射。

PAM 不良反应较小，氯磷定次之，双复磷较大。PAM 在静注过快或剂量过大时，有一时性眩晕、口苦、咽干、恶心、视力模糊、复视等反应。氯磷定有短暂眩晕、视觉模糊和复视。双复磷有口周、四肢发麻，灼热，颜面潮红，恶心，呕吐，心悸等，剂量过大可致室性期前收缩和传导阻滞，个别可致中毒性肝炎。

注意：

①中毒后 24 h 内应用效果最好，但不应以 48 h 为限。

②宜静脉滴注，若静注，速度要慢，每克 PAM 要注 10 min 以上。快速注射可诱发呼吸停止。

③忌与碱性药物配伍使用。

④有肾脏损害，可诱发血尿，肾功能不全者不用或慎用。

⑤出现不良反应时应立即停药，补液促进排泄，注射大量维生素 C 及对症处理。

（3）复方解毒剂：急救复方制剂由 2 个具有不同作用特点的抗胆碱药与一个作用较快和较强的复能剂组成，抗毒作用全面，标本兼治，使用方便，起效快，可为抢救患者争取时间。

解磷注射液：含阿托品 3 mg、苯那辛 3 mg 和氯解磷定 400 mg。中毒症状缓解后逐步减少解毒药用量，至症状消失后停药，一般至少观察 2～3 d，若 ChE 活力恢复至 50%甚至 60%以上时，可停药观察；如停药后 12 h 以上，ChE 活力仍保持在 60%以上可出院。

5. 血液净化治疗

用于重度中毒患者，可血液灌流加血液透析。

6. 对症治疗

(1)严密观察和护理,吸痰,及时清除呼吸道分泌物,保持呼吸通畅,降温。

(2)防治并发症,有呼吸衰竭、消化道出血、DIC、急性胰腺炎、休克、肺水肿、脑水肿、心脏损害(心律失常,注意扭转型室速或室颤)、水电解质平衡紊乱等,应加强监护,有条件应入住 ICU。中毒性脑病及中毒性心肌损害,经积极抗毒治疗恢复不满意,可加用糖皮质激素 20～40 mg/d,用 3 d,以帮助度过中毒应激期。呼吸衰竭或明显抑制,或 CPR 后脑复苏不满意可用纳洛酮。0.4～0.8毫克/次,每 2 h 静注。临床治疗中应避免应用麻醉剂、巴比妥、肾上腺素、氨茶碱、乙醚、吩噻嗪,它们可进一步降低胆碱酯酶活力,一些还可抑制呼吸。地西泮对 AOPP 有治疗和保护作用。间接抑制中枢 Ach 的释放,并通过对钙通道的阻滞,抑制神经末梢异常冲动的发放,保护神经肌肉接头,故可帮助度过ACC,且能改善肌震颤,保护心肌和预防与减轻 IMS。对镇静、抗焦虑、肌松、抗惊厥、调整心肌节律等有效。地西泮 5～10 mg,肌内注射,必要时 4～6 h 重复,每日 2 次为宜。

(3)保护脑细胞、营养、能量合剂等支持疗法。

(4)选用适当抗生素。

(5)IMS 预防强调在 ACC 缓解后,仔细的神经系统检查,常规肌电图检查,以便早期发现。对发生 IMS 者,应特别注意呼吸变化,以对症及支持治疗为主。发现呼吸困难的早期征象(呼吸频率增加,辅助呼吸肌参加活动明显。潮气量降低,PaO_2 下降),应给氧和辅助呼吸。焦虑烦躁不安者用地西泮 10 mg肌内注射或静注。持续进展低氧血症和呼吸衰竭立即进行气管插管或气管切开,给予人工通气和氧疗,保持气道通畅,血气分析,注意纠正水、电解质和酸碱平衡失调。防治呼吸道感染。PAM 和阿托品治疗继续。复能剂可直接改善神经肌肉传递,在肌电图监测下使用。

(6)恢复期治疗和处理:重度中毒者避免过早活动。对各种迟发性神经中毒综合征,主要做对症处理:钙通道阻滞剂、B 族维生素、神经营养剂、理疗、针灸、坚持自我锻炼等。

7. 护理重点

(1)迅速撤离中毒环境,根据中毒途径彻底清除毒物,注意保暖。

(2)尚未确定有机磷中毒时先用清水洗胃。洗胃液量一次不超过 500 mL,

注意出入平衡,洗胃时头偏向一侧,防止误吸。

(3)迅速建立静脉通道,以便抢救用药;尽快输液,加速毒物经尿排泄,准确记录出入量,保持水电解质和酸碱平衡。

(4)保持呼吸道通畅,维持呼吸功能,使患者平卧。头侧向一边。注意保暖,充分给氧。

(5)神志清醒后 24～48 h 内暂停饮水进食,防止病情反跳。

(6)密切观察病情变化。严密监测患者的心率、脉搏、呼吸、血压、瞳孔、皮肤、神志、尿量等,准确记录病情变化和出入量,防治水电解质酸碱失衡。如患者出现咳嗽、胸闷、咳粉红色泡沫痰时提示发生急性肺水肿。患者有意识障碍伴有头痛、呕吐、惊厥、抽搐等到应考虑是否发生急性脑水肿。出现呼吸频率、节律及深度的改变应警惕呼吸衰竭的发生。如出现心慌、胸闷、乏力、气短、食欲不振、唾液明显增多等为中间综合征的先兆,应积极抢救。注意反跳症状、心律失常、迟发毒副作用的观察。

(7)观察药物疗效和不良反应,防止用药量不足或过量中毒。如"阿托品化"指征,综合分析,达阿托品化后减量以防阿托品中毒。肟类化合物在碱性溶液中不稳定,易水解为极毒的氰化物,故禁与碱性溶液配伍应用。肟类化合物不宜反复、大量使用,注射速度不宜过快,以免抑制呼吸中枢。胆碱酯酶活力观察,若 ChE 活力恢复至 50% 甚至 60% 以上时,可停药观察。

(8)做好心理护理。有机磷中毒的一个重要原因是患者服毒自杀,自杀原因很多,有家庭的和社会的原因,患者苏醒后常表现为悲伤、不言语、无声落泪。因此,护理人员应针对服毒原因给予安慰,应尽可能解除患者的问题,消除患者自杀的念头,让家属陪伴患者,避免患者独处,防止患者有自杀的机会。不歧视患者,为患者保密。

第三节　急性细菌性食物中毒

细菌性食物中毒是由于进食被细菌或(和)其毒素污染的食物所引起。食物中毒的特征是突然暴发,潜伏期短,易集体发病或同席多人罹患。

一、沙门菌属食物中毒

沙门菌属食物中毒是细菌性食物中毒的常见类型,致病菌以肠炎、鼠伤寒及猪霍乱沙门菌较为常见。常由于食物受污染而暴发、流行。

(一)诊断

1. 临床表现特点

沙门菌病的临床表现多种多样,按其主要症状群可分为肠炎型、伤寒型、败血症型和局灶性化脓性感染 4 型,而肠炎型是最常见的形式。潜伏期一般为 8～24 h,也可长达 2～3 d。

起病突然,以发热、腹痛、腹泻为特征,常伴有恶寒、恶心、呕吐。发热通常在 38℃～39℃之间。大便多为粥样或水样泻,每日数次至 10 次不等。病程大多为 2～5 d。随着呕吐及腹泻的严重程度可表现为重度失水、电解质紊乱、休克,甚至并发急性肾衰竭。

2. 诊断要点

(1)流行病学调查。

(2)临床有突出的胃肠道症状。

(3)残留食物、呕吐物和排泄物培养出致病菌,早期血培养有时阳性。

(4)恢复期患者血清沙门菌凝集效价明显增高。

(二)治疗

1. 卧床休息

呕吐停止,症状好转可进食流质、半流质饮食。避免油腻、难消化及刺激性食物,经 2～3 d 后可恢复普通饮食。

2. 抗菌药物的选择

重症病例或有菌血症者,可用氯霉素 1.0～2.0 g/d 静脉滴注;庆大霉素不良反应较少,也常用;还可用复方新诺明、氨苄西林或阿莫西林。对于一般病情不太严重的病例,则以口服给药即可奏效。此外,黄连素、磺胺、土霉素均可酌情选用。近年来应用喹诺酮类药物如吡哌酸、诺氟沙星、氧氟沙星等,常有较好的疗效。

3. 补充血容量,纠正水、电解质紊乱

防止急性肾衰竭的发生。

4. 对症治疗

腹痛可用溴苯胺太林(普鲁苯辛)或阿托品,一般可口服给药,疼痛明显者也可做皮下注射。剧烈腹痛、腹泻者,可酌情选用止泻药。此外,针刺足三里、天枢,呕吐时加内关,腹部热敷,均有助于缓解胃肠道症状。

二、葡萄球菌食物中毒

葡萄球菌食物中毒是葡萄球菌肠毒素所引起的疾病。其特征为起病急骤,呕吐剧烈伴失水及虚脱。引起葡萄球菌食物中毒的常见食品主要为淀粉类(如剩饭、粥、米面等)、牛乳及乳制品、鱼、肉、蛋类等,被污染食物在室温 20℃～22℃搁置 5 h 以上时,病菌大量繁殖并产生肠毒素。以夏秋季为多。各年龄组均可得病。

(一)诊断

1. 临床表现特点

潜伏期短,一般为 2～5 h,极少超过 6 h。起病急骤,有恶心、呕吐、中上腹痛和腹泻。剧烈呕吐者,呕吐物可为胆汁性或含血及黏液。并可导致虚脱、肌痉挛、严重失水及继发急性肾衰竭。体温大多正常或低热。

2. 诊断要点

(1)流行病学特点:进食可疑食物;集体发病,症状严重而短促。

(2)食物中检出金黄色葡萄球菌(每克食物含菌达数亿)。

(二)治疗

(1)轻症病例不需使用抗生素。可做相应的对症治疗。

(2)重症病例可用 1∶5 000 浓度的高锰酸钾溶液洗胃,同时给予青霉素或红霉素治疗。矫正失水、电解质和酸碱平衡失调。一般在数小时至 1～2 d 内迅速恢复。

三、嗜盐菌食物中毒

嗜盐菌引起的食物中毒在沿海一带较为多见。其致病菌为副溶血性弧菌即嗜盐菌,多因进食海产品或盐腌渍品(乌贼、海蜇、蟹类等,其次为蛋、肉类)所引起。本病主要流行于夏、秋季。

(一)诊断

1. 临床表现特点

潜伏期自 1 h～4 d 不等,多数为 10 h 左右。起病急骤,常有腹痛、腹泻、呕吐、失水、畏寒、发热。腹痛多呈阵发性绞痛,位于上腹部、脐周或回盲部。腹泻每日 3～20 次不等,粪便呈血水样,也可呈水样或带脓血便。重症病例可出现血压下降,甚至休克。

2. 诊断要点

(1)流行病学调查:在流行季节,进食可疑食物(腌渍品、海产品);集体发病;潜伏期短,起病急骤。

(2)临床症状:发热和腹痛均较其他肠道传染病为严重,粪便呈血水样,失水多见。

(3)早期粪便培养出嗜盐菌,但起病第 2 d 后便消失,少数持续 2～4 d。

(4)血清嗜盐菌凝集素升高[1∶(80～320)]有较好的诊断价值,常于病程第 2 d 上升,1 周后常显著降低或消失,最长者可持续 2 周。

(二)治疗

1. 支持及对症治疗

输入适量生理盐水及葡萄糖氯化钠液,以纠正失水。也可用世界卫生组织推荐的口服补液盐(WHOORS),疗效可靠,其治疗失水成功率可达 95% 以上,大大降低了腹泻的病死率。血压下降者除补充血容量、纠正酸中毒外,可酌情应用血管活性药物。

2. 抗菌药物

轻症患者可不用抗菌药物,重症者可给复方新诺明、庆大霉素或诺氟沙星等。

四、肠致病性大肠杆菌食物中毒

肠致病性大肠杆菌食物中毒所致急性胃肠炎以小儿罹患较多,成人较少罹患。有些"旅行家腹泻"可能是肠致病性大肠杆菌性肠炎。

潜伏期一般为 5～12 h。临床表现类似沙门菌属食物中毒,以急性胃肠炎为主。约半数患者伴有发热、头痛,但以腹泻、腹痛、恶心,呕吐多见。预后较佳。

本病诊断主要根据流行病学调查,临床表现,残留食物、患者排泄物中培养出肠致病性大肠杆菌,并能证明患者血清凝集效价较常人对照组显著增高,或动物实验细菌毒性为阳性结果等。

本病治疗与沙门菌属急性胃肠炎的治疗基本相同。

五、肉毒杆菌食物中毒

肉毒中毒是由肉毒梭状芽孢杆菌外毒素所致的中毒性疾患。发病多由于进食罐头食品、发酵馒头、臭豆腐和豆瓣酱等被肉毒杆菌污染的食物所引起。此菌的毒素对周围神经有特殊的亲和力,临床以神经系统症状为主,病死率较高。

(一)诊断

1. 临床表现特点

潜伏期一般为 6～36 h,长者可达 8～10 d。潜伏期越短,病情越重。

起病突然,以神经系统症状为主。初起时全身软弱、乏力、头痛、晕眩;继而出现眼睑下垂、瞳孔扩大、复视、斜视及眼内外肌瘫痪。重症患者有吞咽、咀嚼、言语、呼吸困难。死亡原因常与菌型、毒素量有密切关系,主要为呼吸肌与膈肌瘫痪所致的呼吸衰竭。

体温多正常或呈低热,神志始终清楚,知觉存在。患者可于 4～10 d 后逐渐恢复健康,首先呼吸运动、吞咽及发音功能得以恢复。随后各肌群麻痹的症状消失,视觉恢复较慢,有时需数月之久,全身肌无力则可能持续 2 年之久。

2. 诊断要点

(1)摄食可疑食品(尤其罐头食品)和同食者集体发作史。

(2)典型的临床症状如眼肌瘫痪,吞咽、言语、呼吸困难等。

(3)对可疑食物做厌氧菌培养阳性,经生化反应和涂片染色镜检鉴定符合肉毒杆菌表现。

(4)食物滤液动物接种,证明实验动物的中毒表现和肉毒杆菌阳性。

(二)治疗

1. 洗胃与导泻

病初确诊或拟诊为本病时,且进食污染食物在 4～6 h 内,应立即用水或高锰酸钾(1∶4 000)洗胃;并给予导泻剂,如硫酸镁 20～30 g 或硫酸钠 15～20 g,口服;必要时用生理盐水高位灌肠。

2. 抗毒素治疗

及早给予多价肉毒抗毒血清(A、B 与 E 型),静注或肌内注射,一般每次 5 万～10 万 U,必要时 6 h 后重复给予同量。总剂量为 10 万～20 万 U。在起病后 24 h 或瘫痪发生前注入最有效。注射前应做皮肤过敏试验,若为阳性,则采用脱敏分次注射,必要时同时给予抗过敏药或糖皮质激素治疗。

3. 支持及对症治疗

静脉补液量除考虑生理需要的水、电解质和热量外,主要的是根据心、肾功能情况,力求增加进液量,以利于肉毒外毒素的稀释和排泄,一般每日补 3 000～4 000 mL,其中生理盐水或复方氯化钠液 1 000～1 500 mL,其余用 5%～10%葡萄糖液补足。同时补给大量维生素 B 族及维生素 C。

保持呼吸道通畅和吸氧,对已有呼吸麻痹者则需气管插管等维持人工呼吸。

4. 抗生素的应用

有人主张使用大剂量青霉素,可抑制肠内肉毒杆菌,使之不再产生毒素,但实际效果可疑。

国外报告盐酸胍有促进末梢神经纤维释放乙酰胆碱的作用,故可用于治疗肉毒中毒,约半数患者症状好转,但对严重的呼吸衰竭患者则无效。

六、真菌性食物中毒

真菌引起的食物中毒并非太少见。真菌性食物中毒可分两大类:一是直接食用有毒的真菌(如各种毒蕈)而引起中毒;一是某些真菌使粮食作物发生病害的病原菌。粮食在田间或保管不当而受污染,这类毒性物质多不被烹调的温热所破坏,故食品在加热中不能起消毒作用,人畜进食受污染的谷物即可致病。本节主要叙述后一种类型。

(一)赤霉菌麦食物中毒

赤霉菌麦食物中毒是真菌性食物中毒的一种。在麦产区,由于赤霉菌侵袭麦粒后引起麦的蛋白质分解,并积聚了一些可溶性氮素苷类,这是赤霉菌毒素的重要组成部分。其毒素具有耐热性较强,在110℃ 1 h不受破坏的特点。人类进食一定量的病麦及其加工品即可中毒。

本病潜伏期短,最短者不到5 min,最长者达21 h,一般为1~2 h。毒素主要是侵犯神经系统,尤其是迷走神经刺激作用最明显,表现为头晕、恶心、流涎、呕吐、腹痛、腹泻、出冷汗、颜面潮红、步态蹒跚等症状,故有"醉面包病"之称。病程短者为几小时,最长者可达12 d,诊断主要根据上述的中毒临床表现和赤霉菌麦鉴定,必要时做动物毒性试验。

本病尚无特殊药物治疗,主要疗法是维持水、电解质与酸碱平衡及对症治疗。一般预后良好。

(二)其他真菌性食物中毒

由麦角菌、镰刀菌、青霉菌等引起的食物中毒,国内尚未有报告。

真菌性食物中毒的临床表现因真菌种属不同而有差异。大多数出现胃肠道症状,如腹痛、腹泻、恶心、呕吐等,严重者出现失水、电解质紊乱及酸碱平衡失调,乃至休克或衰竭。部分患者出现神经系统症状,如头晕、头痛、烦躁不安、精神恍惚、昏迷,甚至中枢性呼吸衰竭等。可能合并其他脏器损害,如肝、肾功能损害。

诊断主要根据以上临床表现,从被污染的粮食或食物中检出致病性真菌,必要时做动物毒性试验。

本病尚无特殊治疗方法。早期可用1%~2%碳酸氢钠液或1∶4 000的高锰酸钾液洗胃,并于洗胃后灌入药用活性炭混悬液,以吸附胃肠毒素。对症治疗,纠正水、电解质和酸碱平衡紊乱,预防并发症,保护肝、脑细胞功能。

第四节　急性有毒气体中毒

一、一氧化碳中毒

一氧化碳(CO)俗称煤气,是一种无色、无味、无刺激性的气体,人体的感觉器官难以识别。凡含碳的物质燃烧不完全时均可产生一氧化碳,人体吸入 CO 后,CO 通过肺泡进入血液与血红蛋白生成碳氧血红蛋白,导致机体急性缺氧,临床上称为急性一氧化碳中毒。急性一氧化碳中毒是临床常见的急症之一。急性一氧化碳中毒时血中碳氧血红蛋白浓度增高,若及时脱离有毒环境和供氧,一般中毒者均可恢复,但严重者可因心、肺、脑缺氧衰竭死亡,部分发生迟发性脑病。

(一)病因

(1)工业生产中合成的光气、甲醇、羟基镍等都有一氧化碳,天然瓦斯和石油燃料燃烧不完全,炼钢、炼铁、炼焦碳、矿井放炮、内燃机排泄的废气等,如防护不周或通风不良时以及煤气管道泄漏均可引起急性一氧化碳中毒。

(2)生活性家庭使用的煤气炉或煤气热水器,排泄废气不良时,每分钟可逸出的一氧化碳约 0.001 m^3。北方的燃煤炉烟囱阻塞时,逸出的一氧化碳含量可达 30%,是造成生活性一氧化碳中毒的主要因素。

(二)中毒作用机制

一氧化碳经呼吸道进入机体,通过肺泡壁进入血液,以极快的速度与血红蛋白结合形成碳氧血红蛋白(HbCO),其结合力比氧与 Hb 的结合力大 200 倍,并且不易解离,其解离速度仅为氧合血红蛋白的 1/3600,由于 HbCO 不能携氧,引起组织缺氧,形成低氧血症。CO 可与肌球蛋白结合,影响细胞内氧弥散,损害线粒体功能。CO 还与线粒体中的细胞色素 A3 结合,阻断电子传递链,延缓还原型辅酶Ⅰ(NADH)的氧化,抑制细胞呼吸。CO 与肌红蛋白(Mb)结合形成碳氧肌红蛋白(COMb)使 Mb 失去储氧能力;血中 CO 使氧离曲线左移,加重组织缺氧。CO中毒时。脑组织对缺氧最敏感。所以中枢神经系统受损表现最突出。急性CO中毒致脑缺氧,脑血管迅速麻痹扩张、脑容积增大、脑内神经细胞ATP很快耗尽,Na^+-K^+-ATP泵运转功能障碍,细胞内钠离子积存过多,导致严重的细胞内水肿。血管内皮细胞肿胀,造成脑组织血液循环障碍,进一步加重脑组织缺血、缺氧。缺氧导致酸性代谢产物增多及血-脑脊液屏障通透性增高,发生细胞间质水肿。严重者可发生脑疝。由于缺氧和脑水肿后的脑组织血液循环障碍,可促发血栓形成,缺血性软化或广泛的神经脱髓鞘变,致使一部分急性CO中毒患者假愈,随后又出现多种神经精神症状的迟发性脑病。

迟发性脑病的病理基础是大脑白质脱髓及苍白球软化、坏死,其发生机制除与局部血管特点(如大脑皮质的血管细长而数量少,苍白球的血管吻合支少等)致血液再灌注损伤和缺氧外,还可能与自身免疫有关,因为迟发性脑病发生在急性CO中毒神志恢复一段时间后,这段时间恰与自身免疫病的潜伏期相似。

此外,心脏因血管吻合支少,而且代谢旺盛,耗氧量多,再加上肌红蛋白含量丰富,CO中毒时受损亦较明显。CO中毒使心肌供氧障碍,心肌缺氧,心率加快,加重缺氧,可发生心动过速及各种缺氧所致的心律失常,严重的还可发生心力衰竭、心绞痛,甚至急性心肌梗死。吸入的CO主要以原形经肺组织排出,CO的半排出时间随吸入氧浓度的不同而异,当吸入室内空气时为4～6 h,吸入100%氧气则90 min,而吸入三个大气压氧气约30 min。这就是临床上用高压氧治疗的理论依据。

(三)临床表现

1. 急性中毒

急性一氧化碳中毒症状和体征主要与吸入空气中的一氧化碳气体的浓度及血循环中HbCO浓度有关。此外与个体差异、机体健康状态及持续中毒时间有关。临床调查中也发现同室中毒者其中毒程度因性别、温度、湿度、气压、居宿位置、睡宿习惯等也不相同。男性、温度高、湿度大、低气压、靠墙居宿、较高卧位者中毒程度较重。

(1)轻度中毒:血液中HbCO浓度10%～30%时,患者可能发生头痛、头晕、无力、耳鸣、眼花、恶心、呕吐、心悸等症状,此时如及时脱离中毒环境,仅呼吸新鲜空气,上述症状常常会很快消失。

(2)中度中毒:血液中 HbCO 浓度 30%~50%时,患者除有轻度中毒症状外,呼吸增速、脉搏加快、颜面潮红,典型病例的皮肤、黏膜和甲床可呈樱桃红色。瞳孔对光反射迟钝、嗜睡。此时如能被及时发现,救离中毒现场,经过呼吸新鲜空气或吸氧后,可较快苏醒,多无明显并发症和后遗症发生。

(3)重度中毒:血液中 HbCO 浓度>50%时,多发生脑水肿,临床上除中度中毒症状外,患者出现昏迷,部分患者呈去大脑皮质状态,极易出现并发症,患者可发生呼吸衰竭、肺水肿、心肌梗死、脑梗死、心律失常、休克、急性肾衰竭,皮肤出现红斑、水泡、肌肉肿胀。妊娠患者可能发生胎死宫内。昏迷时间持续在2 d 以上者,部分可发生迟发性脑病。

2. 迟发性脑病

临床上,急性一氧化碳气体中毒昏迷患者清醒后,经历一段假愈期(时间不完全相同,大部分 1~2 周时间),突然发生一系列精神神经症状,称为迟发性脑病或后发症。占重症一氧化碳气体中毒病例的 50%,本病与一氧化碳气体中毒的后遗症不是同一概念,后遗症的精神神经症状延续,急性一氧化碳气体中毒的急性期持续不消失,并且在病程中也无假愈期。

(1)意识及精神状态障碍,语言能力减弱、发呆、反应迟缓、动作迟钝、哭笑等情绪无常,定向力差,甚至出现不认识熟悉的人和物,找不到住所。严重时不知饥饱,随地大小便,步态异常及卧床不起。

(2)锥体外系功能障碍出现震颤麻痹症状。

(3)锥体束神经损害出现偏瘫症状。

(4)大脑皮质局限性功能障碍出现失语、失明和癫痫。

(5)周围神经损害单瘫。

易发生迟发性脑病的危险因素如下:

(1)年龄在 40 以上,或有高血压病史,或从事脑力劳动者。

(2)昏迷时间长达 2~3 d 者。

(3)清醒后头晕、乏力等症状持续时间长。

(4)急性中毒恢复期受过精神刺激等。

(四)辅助检查

1. 碳氧血红蛋白(HbCO)定性检测

(1)加碱法:取患者血液数滴,用等量蒸馏水稀释后加入10%氢氧化钠1~2滴,一氧化碳中毒患者的血液与试液混合物液体颜色呈淡红色不变,无HbCO的正常人血液与试液混合物的颜色呈棕绿色,实验室检查时为确保试验结果的准确,应立即观察结果,放置时间过长会影响观察结果的准确性。同时另采正常人血样同时试验进行比较,效果会更好。

(2)煮沸法:取蒸馏水10 mL,加入被检验患者的血液3~5滴加热煮沸后,被检测液体仍呈红色;取正常人血样同法加热煮沸后则液体颜色呈褐色。

(3)其他定性检测方法:

①取4%漂白粉液3 mL,加血液2滴混匀后观察混合液颜色,正常人为绿褐色;一氧化碳中毒患者的血液与漂白粉混合后呈粉红色至深红色。

②取甲醛1 mL,加血液0.5 mL混匀后观察混合液颜色,正常人为深褐色凝块;一氧化碳中毒患者的血液与甲醛混合后呈桃红色凝块。

③取0.2 mL血液稀释100倍,在分光镜下检查其吸收光谱,HbCO可显示特殊吸收带。

2. HbCO定量检测

血液内HbCO含量检测:不吸烟的正常人为2%~5%,吸烟的正常人为5%~9%;轻度一氧化碳中毒患者10%~30%;中度中毒患者30%~50%;严重中毒患者>50%。但临床症状与血液内HbCO含量检测值可不完全呈平行关系,仅对临床诊断及治疗有一定指导意义。

对碳氧血红蛋白的检测应注意:急性一氧化碳中毒后检测越早越易阳性。一般情况下,吸氧后检测易致阴性结果。急性一氧化碳中毒存活患者脱离中毒环境8 h以上者,HbCO浓度一般不超过10%时,定量检测结果可能会失去参考价值,定性检测有可能出现阴性结果。

3. 血气分析

血氧分压降低,血氧饱和度可能正常;血pH降低或正常。$PaCO_2$可有代偿性下降。

4. 脑电图

急性一氧化碳中毒迟发性脑病患者,脑电图可出现广泛性异常表现,主要表现为低波幅慢波,以额部为著。

(五)诊断

根据 CO 吸入病史和临床表现一般诊断不难,血液 COHb 测定有重要诊断价值,尤其是对 CO 吸入病史不清楚者,应尽早测定,若超过 8 h 会失去临床意义。

(1)一氧化碳中毒病史:

生产性中毒多见于冶金工业的炼焦、炼钢铁、矿井放炮、锻冶和铸造的热处理车间,化学工业的合成氨、光气、甲醇、羟基镍等,碳素厂石墨电极制造车间,内燃机排泄气体等大量吸入引起吸入性中毒。生活性中毒多见于居所环境中有取暖煤炉而排烟不良。直排式煤气燃气灶做饭洗浴设备排气不良,均可因一氧化碳浓度积聚过高引起吸入性中毒。

(2)有一氧化碳中毒的临床症状及体征。

(3)辅助检查:

血液 HbCO 定性阳性或血液 HbCO 浓度 $>10\%$。

急性 CO 中毒迟发脑病的诊断:

①有明确急性 CO 中毒致昏迷的病史。

②清醒后有 $2\sim60$ d 的"假愈期"。

③有临床表现中任何一条表现。

(六)鉴别诊断

对一氧化碳中毒病史不确切,或昏迷患者,或离开中毒环境 8 h 以上患者的诊断应注意与下列疾病进行鉴别。

(1)急性脑血管病。

(2)糖尿病酮症酸中毒。

(3)尿毒症。

(4)肝性脑病。

(5)肺性脑病。

(6)其他急性中毒引起的昏迷。

(七)治疗

治疗原则:脱离中毒现场,纠正缺氧,防治脑水肿,改善脑组织代谢,防治并发症和后发症。

1. 院前急救

(1)迅速脱离中毒环境:一氧化碳气体比空气略轻,急救者可选取低姿匍匐进入中毒现场,立即打开门窗,尽快使中毒现场与外环境空气流通。将患者迅速移至空气新鲜、通风良好处,保持呼吸道通畅,有条件尽快使患者吸 O_2。

(2)转运清醒的一氧化碳中毒患者,保持呼吸通畅,有条件应持续吸 O_2,昏迷者除持续吸 O_2 外,应注意呼吸道护理,避免呼吸道异物阻塞,如有条件,可开放气道,高流量吸 O_2。

2. 医院急救

(1)纠正缺氧。

1)吸氧:可根据条件选用鼻导管吸氧、鼻塞式吸氧、面罩吸氧和经面罩持续气道正压(CPAP)吸氧。提高吸入气的氧分压。吸氧浓度尽可能>3 L/min,常用计算公式:$FiO_2=[21+4×吸入氧流量(L/min)×100\%]$。有中毒症状的患者,持续吸氧直至症状完全消失。

2)高压氧治疗:正常大气压下,人体肺泡中氧分压为 13.3 kPa(100 mmHg)。若提高气压,肺泡内氧分压会随之升高,在 3 个大气压下吸入纯氧,肺泡内氧分压可达 291.7 kPa(2193 mmHg)。高压氧还可以使血液中物理溶解氧增加,每100 mL 全血中溶解氧可从 0.31 mL 提高到 6 mL,物理溶解氧同样可以很快地供组织、细胞利用,高压氧可加速 HbCO 的解离,促进 CO 清除,清除率比未吸氧时快 10 倍,比常压吸氧快 2 倍。高压氧治疗不仅可以缩短病程,降低病死率,而且还可减少或防止迟发性脑病的发生。方法:10 min 内将高压氧舱内压力升高到 1.5~1.8 附加大气压,常规持续 90~120 min,若昏迷患者可适当增加治疗次数或适当延长治疗时间,直至治疗患者神志完全清醒。急性一氧化碳中毒患者临床早期应用高压氧舱治疗有效率可达 95% 以上。高压氧舱治疗前,应静脉滴注 20% 甘露醇 125~250 mL 防治脑水肿进一步加重。

3)其他方法。

①换血:分批放出患者血循环中含有不易解离的 HbCO 血液。输入健康

人新鲜血液,使循环中 HbO_2 增加。

②血液光量子疗法:常规为每次对患者进行静脉采血 200 mL,体外紫外线照射和充氧后立即回输,隔日 1 次,5～10 次为 1 疗程,体外充氧可明显提高血氧分压和氧合 Hb 水平,紫外线照射可改善和提高机体免疫功能,因此可用于中、重度 CO 中毒和迟发性脑病患者。

③红细胞交换疗法:用正常供者红细胞取代患者无携氧功能的红细胞。最好用血细胞单采机(如 CS～3 000),每次交换压积红细胞 400～800 mL;若无血细胞单采机,也可用静脉采全血后体外离心,去除红细胞,再将血浆回输,同时输入等量或稍超量的正常供者红细胞。适用于重度 CO 中毒患者。

(2)防治脑水肿:急性一氧化碳中毒患者发生昏迷提示有发生脑水肿的可能,对昏迷时间较长、瞳孔缩小、四肢强直性抽搐或病理性反射阳性的患者,提示已存在脑水肿,应尽快应用脱水剂。临床常用 20％甘露醇。甘露醇具有高渗脱水和利尿作用,降低颅内压,15 min 内显效,持续 3～8 h。利尿作用一般于静脉用药后 10 min 开始显效,2～3 h 达到高峰。用法:125～250 mL 静脉快速滴注。脑水肿程度较轻的患者选择 125 mL。15 min 内滴入,每 8 h 一次;脑水肿程度稍重的选用 250 mL。30 min 内滴入,每 8 h 一次或每 6 h 一次。有脑疝倾向的脑水肿,可同时加用糖皮质激素和利尿剂。如地塞米松 5～20 毫克/次,呋塞米 20～60 毫克/次。

(3)改善脑微循环:可静脉点滴低分子右旋糖酐 500 mL,每日一次。

(4)促进脑细胞功能恢复。可选用:胞二磷胆碱 400～600 mg。ATP 20～40 mg,辅酶 A 100 U,细胞色素 C 30～60 mg,大剂量维生素 C 静脉滴入。

(5)防治迟发性脑病:目前临床治疗迟发性脑病仍以血管扩张剂为首选,例如 1％普鲁卡因 500 mL 静脉滴入,川芎嗪注射液 80 mg 溶于 250 mL 液体内静脉滴注等。并适当延长高压氧治疗的疗程。

(6)对症治疗:

1)肺水肿选用利尿剂、强心剂,控制输液量和输液速度。禁用吗啡。

2)高热、抽搐选用人工冬眠疗法,配合冰帽、冰袋局部降温。

3)重度急性一氧化碳中毒患者,要监测水电解质平衡,纠正酸中毒,并预防吸入性肺炎或肺部继发感染。

二、氰化物中毒

氰化物为含有氰基(CN)的化合物,多有剧毒。氰化物主要有氢氰酸、氰酸盐(氰化钾、氰化钠、氰化铵、亚铁氰化钾)、腈类(丙腈、丙烯腈、乙腈)、氰甲酸酯、胩类及卤素氰化物(氯化氰、溴化氰、碘化氰)等。氰酸盐、腈类、氰甲酸酯及胩类在人体内可放出氰离子(CN^-),氰酸盐遇酸或高温可生成氰化氢,均有剧毒。某些植物果仁如苦杏仁、桃仁、樱桃仁、枇杷仁、亚麻仁、李仁、杨梅仁中均含有苦杏仁苷(氰苷),在果仁中的苦杏仁苷酶或被食用后在胃酸作用下可释放出氢氰酸。南方的木薯,其木薯苷水解后可释出氢氰酸。生食不当可致中毒。东北的高粱秆、西北的醉马草中亦含有氰苷,可致中毒。

(一)病因与中毒机制

职业性氰化物中毒是通过呼吸道吸入和皮肤吸收引起的,生活性中毒以口服为主。口腔黏膜和胃肠道均能充分吸收。氰化物进入体内后析出氰离子(CN^-),为细胞原浆毒,对细胞内数十种氧化酶、脱氢酶、脱羧酶有抑制作用。但主要是与细胞线粒体内氧化型细胞色素氧化酶的三价铁结合,阻止了氧化酶中三价铁的还原,也就阻断了氧化过程中的电子传递,使组织细胞不能利用氧,形成了内窒息。此时,血液中虽有足够的氧,但不能为组织细胞所利用。故氰化物中毒时,静脉血呈鲜红色,动静脉血氧差自正常的4%~6%降至1%~1.5%。由于中枢神经系统对缺氧最为敏感,故首先受累,尤以呼吸及血管运动中枢为甚,先兴奋,后抑制,呼吸麻痹是氰化物中毒的最严重的表现。某些氰类化合物在体内不释放CN^-,但其本身具有直接对中枢神经系统的抑制作用,或具有强烈的呼吸道刺激作用或致敏作用(如异氰酸酯类、硫氰酸酯类等)。氰酸盐对消化道有腐蚀性,口服致死量氢氰酸为0.06 g,氰酸盐0.1~0.3 g。成人服苦杏40~60粒,小儿服10~20粒可引起中毒,甚至死亡。

(二)诊断

急性氰化物中毒,在工业生产中极少见。多由于意外事故或误服而发生。口服大量氰化物,如口服50~100 mg氰化钾(钠),或短期内吸入高浓度的氰化氢气体(浓度>200 mg/m³),可在数秒钟内突然昏迷,造成"闪电样"中毒,甚至在 2~3 min 内有死亡的危险。因此,诊断要迅速果断,应先立即进行急救处理,然后再进行检查。根据职业史和临床表现不难做出诊断。此外,患者口唇、皮肤及静脉血呈鲜红色,呼出气体有苦杏仁味,尿中硫氰酸盐含量增加(正常人不吸烟者平均值为 3.09 mg/L,吸烟者平均值为 6.29 mg/L),可供诊断参考。一般急性氰化氢中毒表现可分为四期。

1. 前驱期

吸入者可感眼、咽喉及上呼吸道刺激性不适,呼吸增快,呼出气有苦杏仁味,头昏、恶心。口服者有口咽灼热、麻木,流涎、恶心、呕吐、头痛、乏力、耳鸣、胸闷及便意。一般此期短暂。

2. 呼吸困难期

紧接上期出现胸部紧迫感、呼吸困难、心悸、血压升高、脉快、心律不齐,瞳孔先缩小后散大。眼球突出,视、听力减退,有恐怖感,意识模糊至昏迷,时有肢体痉挛,皮肤黏膜呈鲜红色。

3. 惊厥期

患者出现强直性或阵发性痉挛,甚至角弓反张,大小便失禁,大汗,血压下降,呼吸有暂停现象。

4. 麻痹期

全身肌肉松弛,感觉和反射消失,呼吸浅慢,甚至呼吸停止。若能抢救及时,可制止病情进展。

(三)治疗

氰离子在体内易与三价铁结合,在硫氰酸酶参与下同硫结合成毒性很低的硫氰酸盐从尿排出,因此,高铁血红蛋白形成剂和供硫剂的联合应用可达到解毒的目的。急性中毒具体治疗措施如下。

1. 现场急救

如系吸入中毒,立即戴上防毒面具,使患者迅速脱离中毒现场,如系液体染毒,立即脱去污染衣物,同时冲洗污染皮肤。呼吸停止者行人工呼吸,给予呼吸兴奋剂。

2.解毒药物的应用

具体用药如下：

(1)立即将亚硝酸异戊酯1～2支放在手帕中压碎，放在患者口鼻前吸入15～30 s，间隔2～3 min再吸1支，直至静脉注射亚硝酸钠为止(一般连续用5～6支)。

(2)在吸入亚硝酸异戊酯的同时，尽快准备好3％亚硝酸钠注射液，按6～12 mg/kg加入25％～50％葡萄糖液20～40 mL中缓慢静注(2～3 mL/min)，注射时注意血压，一旦发现血压下降，立即停药。上述二药仅限于刚吞入毒物、现场抢救时有效。

(3)在注射完亚硝酸钠后，随即用同一针头再注入50％硫代硫酸钠(大苏打)20～40 mL，必要时可在1 h后重复注射半量或全量，轻度中毒者单用此药即可。

上述疗法的作用在于亚硝酸盐能使血红蛋白氧化为高铁血红蛋白，后者对氰离子有很大的亲和力，结合成氰化高铁血红蛋白，从而有效地阻止氰离子对细胞色素氧化酶的作用，但此结合不牢固，不久又放出氰根，故应随即注射硫代硫酸钠，使其与氰形成稳定的硫氰酸盐，由尿排出体外。亚硝酸异戊酯和亚硝酸钠的作用相同，但后者作用较慢，维持时间较长，青光眼者慎用。本品用量过大产生变性血红蛋白过多，可致缺氧，但同时应用硫代硫酸钠多能避免。葡萄糖加少量胰岛素静脉滴注可使氰离子转化为腈类而解毒。

4-二甲基氨基苯酚(4-DMAP)为一种新的高铁血红蛋白形成剂，其优点为具有迅速形成高铁血红蛋白的能力，抗氰效果优于亚硝酸钠，不良反应小，使用方便，可以肌内注射，与静脉注射有相同的效果，而且可以口服，10 min达到有效浓度。不但可用于治疗，也可用于预防。轻度中毒可口服1片4-DMAP，较重中毒立即肌内注射10％ 4-DMAP 2 mL；重度中毒立即用10％ 4-DMAP 2 mL肌内注射，50％硫代硫酸钠20 mL静注，必要时1 h后重复半量。应用本品者严禁再用亚硝酸类药物，以防止高铁血红蛋白形成过度症(发绀症)。

3.洗胃

如系口服中毒者，可用大量5％硫代硫酸钠溶液或1∶5 000高锰酸钾溶液或3％过氧化氢溶液洗胃(忌用活性炭)，以使胃内氰化物变为不活动的氰酸盐。洗胃后再给硫酸亚铁溶液，每10 min 1汤匙，可使氰化物生成无毒的亚铁氰化铁。由于氰化物吸收极快,故洗胃可在上述解毒剂应用后再进行。

4. 高浓度给氧

既往认为窒息性气体中毒机制是细胞呼吸酶失活,输氧无助于缺氧状态的改善。近年来的研究证明,高流量吸氧可使氰化物与细胞色素氧化酶的结合逆传,并促进硫代硫酸钠与氰化物结合生成硫氰酸盐。有条件应尽早使用高压氧疗法。

5. 对症支持疗法

皮肤灼伤可用 1∶5 000 高锰酸钾液擦洗或用大量清水冲洗。恢复期可用大剂量维生素 C,以使上述治疗中产生的高铁血红蛋白还原。亦可应用细胞色素 C。

三、硫化氢中毒

硫化氢(H_2S)为具有特殊臭蛋样气味的无色易燃气体,燃烧时生成二氧化硫(SO_2)和水(H_2O)。硫化氢的分子量为 34.08,沸点为 $-60.7\,℃$,密度为 1.19 g/L,易溶于水生成氢硫酸,并易溶于乙醇、石油中。

(一)中毒原因

职业性硫化氢中毒占职业性急性中毒的第二位,多是由于生产设备损坏,输送硫化氢的管道或阀门漏气,违反操作规程,生产故障以及硫化氢车间失火等致硫化氢大量溢出,或由于含硫化氢的废气、废液排放不当及在疏通阴沟、粪池等意外接触所致。

在石油工业,钻探开采石油、石油炼制过程中脱硫及排放废气时,有硫化氢逸出;在采矿、含硫矿石提炼时,硫是常有的杂质,接触者均易发生中毒。化纤工业生产橡胶、人造纤维、合成树胶等过程有硫化氢逸散;化学工业在制造某些有机磷农药、硫化染料、某些含硫药物、造纸、制革、脱毛等化学生产过程以及动植物原料腐败时均可产生硫化氢;从事阴沟清理、粪池清除、蔬菜腌制加工及从事病畜处理时,由于有机物质腐败均能生成硫化氢,屡有接触者急性硫化氢中毒事件易发生。由于硫化氢气体比空气重,故易积聚在低洼处,这一特性也是导致易发生中毒的原因之一。

(二)中毒机制

硫化氢是窒息性气体,也是刺激性气体,属剧毒物。主要引起细胞内窒息,导致中枢神经系统、肺、心和上呼吸道黏膜刺激等多脏器损害。主要经呼吸道进入机体,消化道亦可吸收,皮肤虽可吸收但速度甚慢。

中毒机制主要是硫化氢是细胞色素氧化酶的抑制剂,它进入细胞后与线粒体内的细胞色素 a、a_3 结合,阻断细胞内呼吸造成组织缺氧;与谷胱甘肽的巯基结合,使之失活,加重组织内缺氧;直接损伤肺,增加毛细血管通透性,引起肺水肿,导致机体缺氧;高浓度时可强烈刺激视神经、呼吸道黏膜神经及颈动脉窦和主动脉体的化学感受器,先兴奋,后迅速进入超限抑制,呼吸麻痹,或发生猝死;另外硫化氢具有全身性毒作用,表现为中枢神经系统抑制及窒息症状。急性中毒死亡为闪电样心肌损害,可能为心肌线粒体损伤、细胞色素氧化酶失活、心肌缺血导致。

(三)临床表现

短时间内吸入高浓度硫化氢可引起有中枢神经系统、眼和呼吸系统损害为主的急性中毒表现。

1. 中枢神经系统损害

表现为头痛、头晕、恶心、呕吐、全身乏力、焦虑、烦躁、意识障碍、抽搐、昏迷、大小便失禁、全身肌肉痉挛或强直。最后因呼吸肌麻痹而死亡。吸入高浓度硫化氢可使患者立即昏迷,甚至在数秒钟内猝死。

2. 眼部刺激症状

眼刺痛、异物感、流泪、畏光、视物模糊,视物时有彩晕,结膜充血、水肿,重者角膜浅表浸润及糜烂、点状上皮脱落、浑浊,国外称之为"毒气眼病"。

3. 呼吸系统刺激和损害症状

常致流涕、咽干、咽喉灼痛、声音嘶哑、咳嗽、咳痰、胸闷、胸痛、体温升高、咳血;肺部有干湿性啰音;X线胸片显示肺纹理增多、增粗或片状阴影,表现为支气管炎、支气管周围炎或肺炎征象;严重者出现呼吸困难、发绀、烦躁、咳大量白色或粉红色泡沫痰,甚至自口、鼻涌出;两肺有弥漫性湿啰音;X线胸片早期显示间质性肺水肿表现,两肺纹理模糊,有广泛片状阴影或散在粟粒状阴影,肺叶透亮度降低,随着病情发展,出现肺泡性肺水肿,可见大片均匀密度增高阴影或大小与密度不一和边缘模糊的大片状阴影,广泛分布在两肺叶,少数呈蝴蝶翼状。PaO_2 下降,可有呼吸性或代谢性酸中毒或碱中毒。严重中毒时还可并发喉头水肿、皮下和纵隔气肿、ARDS 继发感染。

4. 心肌损害

表现为心电图检查常见部分导联呈心肌缺血改变,如 T 波低平、倒置,ST段呈弓背样抬高,有时可出现不典型 Q 波,酷似心肌梗死;心肌酶学检查可有不同程度升高;此外还可出现窦性心动过速或过缓。要特别注意的是,绝大多数急性中毒患者的肺水肿、心肌损害出现在 24 h 内,但有少数可在急性中毒昏迷恢复好转后发生,甚至 1 周后方出现"迟发性"肺水肿及心肌损害表现,因而在诊断、处理时要及时、及早发现,积极治疗。

(四)诊断

1. 病史
短时间内有确切吸入大量硫化氢气体后迅速发病的病史。

2. 临床分级
(1)刺激反应:有眼刺痛、畏光、流泪、流涕、咽喉部烧灼感等刺激症状,短时间内即恢复。

(2)轻度中毒:早期有刺激反应症状,其后眼睑浮肿,结膜充血、水肿,出现急性角膜炎、结膜炎表现;咳嗽,胸闷,肺部有干湿啰音,X 线胸片显示支气管周围炎表现;可伴有头痛、头昏、恶心、呕吐等症状。

(3)中度中毒:明显头痛、头昏,轻度意识障碍;咳嗽、胸闷,肺部有干湿啰音,X 线胸片显示支气管肺炎或间质性肺水肿表现。

(4)重度中毒:表现为谵妄、抽搐、昏迷,肺泡性肺水肿临床和 X 线胸片表现,心肌缺血改变,呼吸循环衰竭或猝死经抢救存活者,少数患者遗留自主神经功能紊乱或前庭功能障碍及锥体外系体征。

3. 实验室检查
血内出现硫化血红蛋白,血硫化物含量明显增高。毒物测定:将试纸浸于

2%醋酸铅乙醇溶液中至现场取出,暴露 30 s,观察试纸颜色变化深浅而得出硫化氢在空气的大致浓度:$10\sim20$ mg/m³,绿色至棕色;$20\sim60$ mg/m³,棕黄至棕黑色;$60\sim150$ mg/m³,棕黑至黑色。但这一反应并不是特异性的,当环境中有磷化氢或锑化氢时,也会有相似的反应,应注意鉴别。

(五)急救

1. 急救

(1)迅速协助吸入者脱离染毒区,转移到空气新鲜处,脱去被污染衣物,保持呼吸道通畅,立即给氧。

(2)对呼吸心搏停止者,立即进行心肺复苏术。

(3)重症者立即实施高压氧治疗,高压氧可有效地改善机体的缺氧状态,加速硫化氢的排出和氧化解毒。

(4)在抢救过程中,抢救人员应注意自身安全,穿隔离衣、戴防毒面罩,以便顺利进行抢救。

2. 解毒治疗

可用大剂量谷胱甘肽、半胱氨酸或胱氨酸可加强细胞的生物氧化能力,加速硫化氢的代谢。同时给予改善细胞代谢的药物,如三磷酸腺苷、辅酶 A、辅酶 Q_{10}、细胞色素 C 等。

3. 对症支持治疗

(1)高流量吸氧,呼吸兴奋剂应用。重症者高压氧治疗,高压氧治疗可加速恢复,减少或减轻后遗症。也可采用血液置换或自血光量子疗法。

(2)减轻大脑缺氧损伤,给予细胞色素 C 静脉滴注,每日 60 mg。

(3)防治中毒性肺水肿,短程足量给予糖皮质激素,如地塞米松 $10\sim20$ mg,每天 $3\sim4$ 次,适当控制入量;必要时吸入二甲基硅油气雾消泡剂等。

(4)防治脑水肿,可给予甘露醇、糖皮质激素等。

(5)防治心肌损伤,如可静脉输注极化液及三磷酸腺苷、辅酶 A、肌苷等能量制剂。

(6)接触硫化氢后出现眼部症状时,在现场立即用大量清水冲洗,有条件时以 2%碳酸氢钠溶液冲洗,后按眼灼伤处理。

（7）其他对症治疗,防治各种并发症及各种感染。

（六）预防

凡有产生硫化氢的生产过程,均需密闭并安装通风排毒装置;定期检修或更换管道、阀门等生产设备;进入有硫化氢的密闭容器、坑窖、阴沟、蓄粪池处工作,应先通风或先用空气将硫化氢气体进行驱除,或戴供氧防毒面具,身上缚以救护带。采取轮流作业,在危险区处做好监护,并备救护设备;进入硫化氢泄漏的区域抢救中毒患者,必须佩戴有效有呼吸防护器,并有专人监护。

第五节　急性强酸强碱类中毒

一、急性强酸类中毒

强酸类包括硫酸、盐酸、硝酸三种无机酸。有机酸如醋酸、蚁酸、草酸等的腐蚀作用较硫酸、硝酸弱。接触氢氟酸可造成严重深部组织毁损性损伤。吸入挥发性酸类可引起咽喉部刺激、上呼吸道阻塞及非心源性肺水肿。强酸直接毒性致死量为:浓硫酸约 1 mL,硝酸约 8 mL,盐酸约 15 mL。

（一）诊断

1. 病因

（1）生产过程中接触或吸入而发生。

（2）误服或人为投放行为。

2. 诊断要点

（1）病史:有接触及误服强酸类物质或被人为行为伤害史。

（2）症状与体征:

1）皮肤接触可引起皮肤灼伤、腐蚀、坏死及溃疡形成。

2）经口中毒可出现口腔黏膜糜烂、咽部、食管、胃发生剧烈的灼热性疼痛,严重者可发生胃穿孔、腹膜炎、喉头水肿、窒息等。

3）烟雾吸入后出现呛咳、流泪、呼吸困难，部分出现喉头痉挛或支气管肌痉挛，引起呼吸中枢抑制。

4）中毒后可出现头晕、恶心、呕吐，呕吐物中有血液及黏膜碎片。吸收后引起酸中毒及肝肾损害。

5）酸雾刺激眼睛后可表现为眼睑浮肿、结膜充血、角膜混浊，甚至穿孔、失明等。

（二）治疗

1. 皮肤灼伤

立即大量流水冲洗 15 min，而后用 4% 碳酸氢钠溶液或肥皂水中和，然后再冲洗干净。氢氟酸灼伤时，可用硫酸镁溶液或 2.5% 葡萄糖酸钙凝胶湿敷灼伤部位，忌用氯化钙。

2. 吸入中毒

及早行气管切开，清除气管腔内的分泌物，加压给氧，间断气管内滴入异丙肾上腺素、皮质激素、麻黄碱及普鲁卡因，以减轻局部炎症反应，松弛支气管平滑肌，并以 2%～4% 碳酸氢钠溶液雾化吸入。眼部受损立即用大量清水冲洗，给可的松滴眼液及抗生素滴眼液交替滴眼，疼痛明显者可滴 0.5% 丁卡因溶液。积极治疗肺水肿。

3. 口服中毒

严禁洗胃、催吐及碳酸氢钠口服以防胃穿孔。饮冷开水 500 mL 后插细软胃管抽净胃内容物，立即口服氢氧化铝凝胶 60 mL 或牛乳 200 mL，也可喝鸡蛋清，后再服用植物油 100～200 mL。疼痛严重者，肌内注射哌替啶 50 mg 或吗啡 5 mg。为预防消化道瘢痕形成，在服酸后第 2 d 起可口服泼尼松 10 mg，3次/天，共 2 周。为预防食管狭窄应及早考虑扩张术。

4. 对症治疗

镇静、止痛，补液，防治休克，预防感染，维持水电解质及酸碱平衡，加强心肺和腹部监护，及时发现和处理并发症。

二、急性强碱类中毒

强碱类包括氢氧化钠、氢氧化钾、氧化钠、氧化钾等，腐蚀性弱的有碳酸钠、碳酸钾、氢氧化钙、氧化钙等。碱类可深入组织深层，破坏易扩散，故碱灼伤常较深。

(一)诊断

1. 病因

主要是经口误服、接触皮肤及眼部灼伤。

2. 诊断要点

(1)病史：有强碱类毒物接触史。

(2)口服中毒：有强烈的消化道刺激症状及疼痛、恶心、呕吐、腹泻、血样便，严重的出现休克、胃穿孔，可发生碱中毒。出现血钙浓度降低导致手足搐搦，肝肾功能损害，发生休克和昏迷。

(3)皮肤中毒：造成严重的皮肤组织坏死，遗留较深的溃疡。

(4)眼部灼伤：可发生结膜炎、角膜炎、角膜溃疡等。

(二)治疗

1. 皮肤中毒

立即用大量清水冲洗，然后涂1%醋酸中和剩余碱。切勿在冲洗前应用弱酸中和剂，以免产生中和热加重灼伤。

2. 眼部中毒

立即大量清水冲洗，不可用酸性液体中和。

3. 口服中毒

严禁洗胃及催吐。立即口服冷开水 1 000～1 500 mL，稀释强碱的浓度。而后插细软胃管抽净胃内容物，口服鸡蛋清或牛乳及植物油 200 mL 左右，也可服 1%～3%醋酸或 5%稀盐酸或橘汁等。早期应用 1～2 周的皮质激素，可减少食管瘢痕狭窄的发生。

4. 吸入性中毒

吸氧，如发生急性肺水肿应及早做气管切开，预防脱落假膜造成窒息。

第六节　急性乙醇中毒

乙醇俗称酒精。饮酒过量或服用过多的乙醇,可导致中枢神经兴奋及抑制状态,称为急性酒精中毒或乙醇中毒。

一、中毒机制

(一)中枢神经系统抑制作用

乙醇具有脂溶性,可迅速透过大脑神经细胞膜,并作用于膜上的某些酶而影响细胞功能。乙醇对中枢神经系统的抑制作用,随着剂量的增加,由大脑皮质向下,通过边缘系统、小脑、网状结构到延脑。小剂量出现兴奋作用,这是由于乙醇作用于大脑细胞突触后膜苯二氮䓬-γ-氨基丁酸受体,从而抑制氨基丁酸(GABA)对脑的抑制作用。血中乙醇浓度增高,作用于小脑,引起共济失调,作用于网状结构,引起昏睡和昏迷。极高浓度乙醇抑制延脑中枢引起呼吸、循环功能衰竭。

(二)代谢异常

乙醇在肝细胞内代谢生成大量还原型烟酰胺腺嘌呤二核苷酸(NADH),使之与氧化型的比值(NADH/NAD)增高,甚至可高达正常的 $2\sim3$ 倍。相继可发生如乳酸增高、酮体蓄积导致的代谢性酸中毒,糖异生受阻后可出现低血糖。

饮酒或吞服酒精过量者消化道内的乙醇被吸收进入血液循环,初期兴奋,很快将抑制大脑、延髓和脊髓各级神经系统功能。脑膜可充血、水肿,导致患者精神和运动失常,甚至进入昏迷。呼吸和心血管运动中枢受抑时,随之发生呼吸、循环衰竭。

此外,乙醇也能使全身毛细血管扩张。还能导致代谢功能失调,肝细胞混浊、肿胀,由于肝糖原异生受抑制,常常发生低血糖。胃肠道黏膜水肿,呈现慢性炎症改变,可影响消化功能。并发肺水肿者有呼吸功能障碍。

二、临床表现

一次大量饮酒中毒可引起中枢神经系统抑制,症状与饮酒量和血乙醇浓度以及个人耐受性有关,临床上分为三期。

(一)兴奋期

血乙醇浓度达到 11 mmol/L(50 mg/dL)即感头痛、欣快、兴奋。血乙醇浓度超过 16 mmol/L(75 mg/dL),健谈、饶舌、情绪不稳定、自负、易激怒,可有粗鲁行为或攻击行为,也可能沉默、孤僻。浓度达到 22 mmol/L(100 mg/dL)时,驾车易发生车祸。

(二)共济失调期

血乙醇浓度达到 33 mmol/L(150 mg/dL),肌肉运动不协调,行动笨拙,言语含糊不清,眼球震颤,视力模糊,复视,步态不稳,出现明显共济失调。浓度达到 43 mmol/L(200 mg/dL),出现恶心、呕吐、困倦。

(三)昏迷期

血乙醇浓度升至 54 mmol/L(250 mg/dL),患者进入昏迷期,表现昏睡、瞳孔散大、体温降低。血乙醇超过 87 mmol/L(400 mg/dL),患者陷入深昏迷,心率快、血压下降,呼吸慢而有鼾音。可出现呼吸、循环麻痹而危及生命。

酒醉醒后可有头痛、头晕、无力、恶心、震颤等症状。上述临床表现见于对酒精尚无耐受性者。如已有耐受性,症状可能较轻。此外,重症患者可发生并发症,如轻度酸碱平衡失常、电解质紊乱、低血糖症、肺炎、急性肌病等。个别人在酒醒后发现肌肉突然肿胀、疼痛,可伴有肌球蛋白尿,甚至出现急性肾衰竭。

急性酒精中毒初期皮肤潮红,球结膜充血,情绪不稳,欣快多语,可诉头晕,也有的患者容易安睡。若进一步发展,中毒者步态蹒跚,动作不准,语无伦次,有的患者可出现呕吐,呕吐物和呼出气体有强烈的酒味。重症中毒者后期则进入昏睡状态,呼吸变慢,口唇发绀,睡有鼾声,严重者呼吸麻痹。皮肤苍白,四肢冰冷,心率增快,血压下降,甚至大小便失禁,抽搐,瞳孔散大,呈现呼吸和循环衰竭状态。

三、实验室检查

饮酒者呼出气可通过仪器检测，判定是否含酒精。检测中毒者的血液可发现乙醇浓度升高。

(一)血中乙醇浓度

急性酒精中毒时呼出气中乙醇浓度与血清乙醇浓度相当。

(二)动脉血气分析

急性酒精中毒时可见轻度代谢性酸中毒。

(三)血清电解质浓度

急慢性酒精中毒时可见低血钾、低血镁和低血钙。

(四)血清葡萄糖浓度

急性酒精中毒时可见低血糖症。

(五)肝功能检查

慢性酒精中毒性肝病时可有明显肝功能异常。

(六)心电图检查

酒精中毒性心肌病可见心律失常和心肌损害。

四、诊断与鉴别诊断

饮酒史结合临床表现，急性酒精中毒有中枢神经系统抑制症状，呼出气体有酒味，血清或呼出气中乙醇浓度测定可以做出诊断。

急性酒精中毒主要与引起昏迷的疾病相鉴别，如镇静催眠药中毒、一氧化碳中毒、脑血管意外、糖尿病昏迷、颅脑外伤等。

五、治疗原则

(1)嘱中毒者卧床休息。注意保暖,防止受寒。尤其是共济失调患者,应避免活动以免发生外伤。

(2)轻度酒精中毒者用刺激法引吐或饮用浓茶水,中、重度中毒者予以清水或1‰碳酸氢钠溶液洗胃或灌入0.5％活性炭悬液以利吸附,清除胃内存留的酒精。

(3)静脉输液既能促进酒精排泄,也有助于纠正低血压,重症者可予葡萄糖、胰岛素、维生素C静脉滴注,以上可加速乙醇在体内氧化。

(4)纳洛酮可促进重度酒精中毒者苏醒。

(5)酒精中毒处于兴奋期时,可适当予以镇静剂,有抽搐者可给安定肌肉注射,但忌用巴比妥类安眠剂,以免抑制呼吸。

(6)患者处于昏睡状态,伴有脑水肿可能时,予以脱水剂降低颅内压。

(7)昏迷患者应注意是否同时服用其他药物。重点是维持生命脏器的功能。

①维持气道通畅,供氧充足,必要时人工呼吸,气管插管。

②维持循环功能,注意血压、脉搏,静脉输入5％葡萄糖盐水溶液。

③心电图监测心律失常和心肌损害。

④保暖,维持正常体温。

⑤维持水、电解质、酸碱平衡,血镁低时补镁。

⑥保护大脑功能,应用纳洛酮0.4～0.8 mg缓慢静脉注射,有助于缩短昏迷时间,必要时可重复给药。

(8)中毒者出现呼吸衰竭者可予呼吸兴奋剂,必要时辅助呼吸。

(9)透析疗法。急性酒精中毒尚无特异拮抗剂,也缺少加速其分解代谢的药物,但其水溶性较强,严重中毒者可选用透析疗法,迅速降低中毒者血中酒精。透析指征有:血乙醇含量>108 mmol/L(500 mg/dL),伴酸中毒或同时服用甲醇;静脉注射50％葡萄糖液100 mL,肌肉注射维生素B_1、维生素B_6各100 mg,以加速乙醇在体内氧化;对烦躁不安或过度兴奋者,可用小剂量地西泮,避免用吗啡、氯丙嗪、苯巴比妥类镇静药。

第四章　恶性心律失常

第一节　恶性心律失常概述

恶性心律失常至今没有一个公认的定义，一般是指由于心律失常的发生，在短时间内引起严重血流动力学障碍，导致患者晕厥甚至猝死的心律失常，也是一类需要紧急处理的心律失常。

这类患者大多有较明确的器质性心脏病（如冠心病、心肌病、心力衰竭等），部分患者可无明确的心脏疾病，即使使用目前各种医疗设备进行检查也难以查出疾病原因，且随时可发展成为致死性心律失常。另外，某些易引起血流动力学变化的异位室性节律，亦是一类需要紧急处理的疾病。

临床主要是根据心律失常的程度及性质分类的一类严重心律失常。常并发于器质性心脏病，只有少数特殊类型可为原发性，如先天性 QT 间期延长综合征、Brugada 综合征、特发性心室颤动等。心电图常见的心律失常类型有：阵发性或持续性室性心动过速（VT）、心室颤动（VF）、影响血流动力学的快室率室上性心律失常、阵发性室上性心动过速、窦性停搏、高度房室阻滞、心室内阻滞和心室静止等。

江苏大学附属医院蒋文平教授提出恶性室性心律失常即致命性心律失常，包括多种类型：

（1）频率在 230 次/分钟以上的单形性室性心动过速。

（2）心率逐渐加速，有发展成心室扑动和（或）心室颤动的趋势的室速。

（3）室性心动过速伴血流动力学紊乱，出现休克或心力衰竭。

（4）多形性室性心动过速，发作时伴晕厥。

(5)特发性心室扑动和(或)心室颤动。

第二节   恶性心律失常的诊断方法

一、临床症状和体征

由于发生恶性心律失常患者往往病情危急,因此恶性心律失常的判定与常规治疗有所不同。因起病急骤进展迅速,有些需要马上救治,医生并无充足的时间详细了解病史并完成相关检查;即便情况允许,能够获得的病史资料也十分有限,往往采用逆向思维的方式。《ACC/AHA/ESC 室性心律失常治疗和心脏性猝死预防指南》提出室性心律失常主要指起源于心室的快速心律失常,常常会导致心脏性猝死,因此接诊患者时首先要判定患者是否突然倒地、昏迷、晕厥、四肢抽搐、口吐白沫、大小便失禁等快速判断患者是否出现心脏骤停,有条件时尽快测定心率、心律、血压、呼吸、指端血氧饱和度、瞳孔状态、意识情况等生命体征状况和心电图检查确定心律失常类型,最后找出病因,进行针对性急救处理。

(一)病史

一般临床接诊患者时一边进行心电图检查,一边询问病史,医生在采集病史时除了对其疾病情况进行询问外,要特别注意收集有关心律失常的资料,如既往是否有过类似发作、曾考虑的诊断以及有效治疗的措施,是否与此次相同等。如患者能够提供既往诊治记录,将会给临床工作带来较大帮助。但是临床处理不可因等待以往病史资料采集而延迟。

病史主要询问以下方面内容:

(1)起病时间与方式:急性起病还是慢性起病,起病急骤时,患者常能将时间明确到几点几分,可见于气胸、肺梗死、心肌梗死。起病缓慢,时间长者可见于先天性心脏病、扩张型心肌病、高血压性心脏病。如有胸痛,应询问持续时间长短,间断出现还是持续存在,维持时间数分钟至数 30 min 以内者,多为心绞痛;持续时间 20 min 以上者应考虑急性心肌梗死可能。

（2）临床主要症状与伴随症状：如有呼吸困难、发绀，考虑心肺疾病。有意识障碍，某些药物或化学物质急性中毒、休克、脑血管意外等。伴胸痛，常见于急性心肌梗死或急性肺梗死等。伴有腹痛者，常见于腹腔脏器炎症、梗阻和破裂。呕吐伴头痛，常见于中枢神经系统病变。

（3）是否有诱发和缓解因素：如有无进食药物、化学物品、变质蔬菜摄入史，如有这类病史需考虑中毒。心肌缺血性胸痛：心绞痛常由劳力或情绪激动诱发，一般持续 $1\sim5$ min，休息或使用硝酸甘油可缓解；心肌梗死多无明显诱因，胸痛持续时间长，休息或硝酸甘油持续不缓解。

（4）个人史：育龄妇女了解与月经的关系，有无停经史。

（5）过去史：有无心肺疾患及其他疾病病史；如先天性心脏病、心肌病、慢性充血性心力衰竭、慢性阻塞性肺病、肺气肿、糖尿病等。

（6）有无家族史：遗传性室性心律失常，包括长 QT 间期综合征（LQTS）、短 QT 间期综合征（SQTS）、Brugada 综合征（BrS）和儿茶酚胺依赖性多形性室性心动过速（CPVT）等，常引起危及生命的室性心律失常。猝死的危险可能是终身存在，家族中短 QT 间期的猝死发生在各代，男女均可发生，家族中往往有猝死病史。

（7）有无呼吸道感染史，有无坑道塌方、房屋倒塌和车辆挤压等病史。如有考虑肺炎、肺水肿、急性呼吸窘迫综合征、感染性休克、创伤性窒息等。

(二)体格检查

主要表现为心率增快、减慢、心律不规则、短暂停搏或心音强弱不等，房颤患者可有脉搏短绌。如有器质性心脏病或全身性疾病，可有相应的体征。

二、十二导联心电图检查

标准十二导联心电图是诊断心律失常必不可少的手段，不仅有助于识别各种与心脏病相关的室性心律失常和心脏性猝死的高危者，如长 QT 间期综合征（LQTS）、短 QT 间期综合征（SQTS）、Brugada 综合征、ARVC 等，同样也可发现其他异常情况如电解质异常、中毒等疾病。

心电图快速判断的方法：

(一)评估心率

判断心率是否正常,是否缓慢性心律失常或快速性心律失常,为下一步治疗奠定基础。

(二)评估心搏冲动形成是否异常

区分心率是窦性的还是异位的,看 P 波与 P-R 间期,主要看 I 导联与 AVR 导联。

(三)评估节律

主要看 P-P 间期与 R-R 间期是否规则、P 波与 QRS 之间的关系。

(四)评估有无心律失常

评估是否存在心律失常,如存在心律失常需确定其类型,并评估是否属于恶性心律失常及其严重程度、估计预后等。

三、恶性心律失常的其他检查

(一)血清电解质

能发现高钾血症、低钾血症、低镁血症、严重低钠血症、低钙血症等。

(二)血糖监测

能发现严重低血糖、糖尿病高渗性昏迷、非高渗性昏迷、糖尿病酮症酸中毒等。

(三)心肌酶学与肌钙蛋白

心肌酶学有动态变化、肌钙蛋白阳性,常见于急性心肌梗死、心肌病变、心力衰竭等。心肌酶学增高,肌钙蛋白阴性,可见于急性肺栓塞等。

(四)B 型利钠尿肽

B 型利钠尿肽水平低提示患者发生恶性心律失常的风险小,B 型利钠尿肽升高是预测持续性室性心律失常发生的危险因素,同时也预测心房颤动的发生危险因素,NT-proBNP 水平升高可能为临床早期应用药物预防术后房颤提供依据。

(五)血气分析

可发现缺氧、酸碱平衡失调。

(六)血清胆碱酯酶

血清胆碱酯酶明显降低,提示有机磷农药中毒可能。

(七)心脏超声

心脏超声有助于心脏瓣膜病变、心肌病变、心内膜炎、心肌壁运动异常、心包积液、肺动脉高压、胸主动脉病变等的诊断。

(八)胸部 X 线检查

胸部 X 线检查有助于判断有无气胸、胸腔积液、肺部感染、心脏病变、纵隔病变、膈肌病变等的诊断。

(九)胸、腹部 CT

胸、腹部 CT 有助于肺炎、急性肺栓塞、胰腺炎、气胸、心包积液的诊断。

(十)电生理检查

电生理检查有助于窦房结恢复时间测定、传导时间测定。当室性心动过速的各项指标,结合临床,通过仔细分析十二导联心电图仍不明确时,如病情和条件允许,进一步做食管或心内电生理检查。

四、快速诊断恶性心律失常的注意事项

在做心律失常危险性评估时,值得高度注意的是:目前认为 Lown 分级对急性冠脉综合征、AMI 伴发室早时的危险分层有实用价值;对正常人的室早没有预测价值。对扩张性心脏病、心衰患者室早的危险分层目前尚缺乏共识,不

管患者的临床情况统统用 Lown 分级对室早进行危险分层是不适宜的。

五、恶性心律失常的救治

(一)患者的评估

有无严重的症状和体征,这些症状和体征是否由心律失常所致。如果有恶性心律失常存在,必须首先判定患者血流动力学状况,如患者已丧失意识、出现心源性脑缺血,心电图提示快速心律失常,则已无进行任何评价的余地,须立即终止心律失常,及早使用电复律。一边治疗一边询问病史与体格检查、鉴别诊断,及早进行病因治疗。对于意识清醒的患者,也要评价其血流动力学情况。

血流动力学不稳定,如患者出现明显心力衰竭的表现、低血压及休克、快速心率,一般心率超过 150 次/分钟等,不推荐使用十二导联心动图检查来明确心律失常的性质。应立即予以电复律治疗。

血流动力学稳定的患者,推荐行十二导联心电图检查进一步明确诊断。虽然心电图是重要的检查方法。但在急诊情况下,对心电图诊断的要求亦存在其特殊性。不要过分强调心律失常的诊断。

(二)治疗原则

首先,积极终止恶性心律失常的发作,从而换取预防发作、提高患者生活质量的机会,不能使发作时间延长而造成血流动力学的恶化。根据患者恶性心律失常性质、病情严重程度可以选择性使用药物治疗、电复律、体外心脏起搏治疗、超速起搏治疗、快速心室刺激等。

其次,预防发作。根据患者病变性质及其严重程度决定是否需要进行预防发作措施。对于需要进行预防发作治疗的患者目前基本是以药物治疗为主,并注意强调病因治疗,注意纠正诱发因素,尽可能维持内环境的稳定等。

存在器质性心脏病患者且有预后意义的室性心律失常病情稳定的患者,一般不可用Ⅰ类抗心律失常药物,仅需对基础心脏疾病的病因加强治疗。

对急性左心衰竭患者出现的各种心律失常,应尽快控制心力衰竭,注意查找和纠正低钾、低镁、洋地黄中毒等诱因或原因。慢性充血性心力衰竭患者,应按 2018 年《中国心力衰竭诊断和治疗指南》先使用血管紧张素转换酶抑制剂、

β-受体阻滞剂为主,适当辅用利尿剂、洋地黄类。

急性心肌梗死确立诊断后,有条件者应根据病情严重程度、疾病时机、病情进展速度等决定是否需要进行心脏功能支持治疗,再灌注治疗或静脉溶栓治疗或 PCI 等,梗死相关血管开通时出现的室性期前收缩和加速性室性自主心律大多为一过性,一般不必使用抗心律失常药物。早期预防性使用利多卡因可增加总病死率,对于导致血流动力学不稳定的频发室早或非持续性室速,可临时静脉应用利多卡因。陈旧性心肌梗死患者主要使用阿司匹林、β-受体阻滞剂、他汀类降脂药,有左心功能不全者使用血管紧张素转换酶抑制剂,对左室射血分数明显降低,或严重心力衰竭的频发非持续性室速患者也可考虑用胺碘酮。

(三)急性缓慢性心律失常的救治

首先药物治疗,一般选用增强心肌自律性和(或)加速传导的药物,如拟交感神经药(异丙肾上腺素等)、迷走神经抑制药物(阿托品)或碱化剂(克分子乳酸钠或碳酸氢钠)等药物以提高心率。根据病因,选择安装临时或永久心脏起搏器。

对急性缓慢性心律失常的患者,可试用阿托品、多巴胺、肾上腺素、异丙肾上腺素等药物以提高心率。阿托品为治疗急性症状性心动过缓的一线药物。用法:0.5 mg 静脉注射,3~5 min 一次,总量不超过 3 mg,紧急情况下有适应证的患者可行体外起搏治疗,有条件时可经皮心脏起搏或行紧急床旁安装临时心脏起搏器治疗。

在心电监测下,利用床旁漂浮电极导管安装临时心脏起搏器的优点:不需 X 线透视,即可获得有效起搏,且有快速、安全、并发症少、不需搬动患者等优点,可迅速恢复正常的血流动力学,增加心输出量,保持心脑肾等重要脏器的灌注。穿刺途径:以选择左锁骨下静脉、右侧颈内静脉操作较简单方便。在电极安装后立即行床边 X 线片,影像学上更加直观地判断电极的位置。若发现电极导管位置偏差,立即调整电极,再次观察心电图的特征性表现和行床边摄片,直到将电极送达正确位置。及时地进行人工心脏起搏术是可靠的治疗方法,此方法具有省时、迅速、简单易行的特点,同时能减少患者因搬动所造成的危险,能为治疗原发病赢得时间,对抢救的成败起着决定性作用。床旁起搏因无 X 线透视指引,操作有一定盲目性,因而对学者经验及技巧要求较高。起搏成功后,要加强监护,确保起搏电源充足、导线完好无损、防止断路和脱位等;临时起搏时间视病情而定,一般不超过 30 天。此时若缓慢性心律失常仍不能纠正,建议置永久性人工心脏起搏器。

(四)急性快速性心律失常

急性快速性心律失常:虽然原发病的治疗很重要,但有些原发病不能很快诊断或处理,而有些心律失常本身可造成非常严重的血流动力学障碍,如果患者有严重症状和体征,快速性心律失常造成血流动力学的不稳定而危及生命,应以救治生命为第一原则,采用较为积极的措施迅速终止心律失常是关键。急诊处理时不必过分耗时区分是哪一种类型的心律失常(如宽 QRS 波群时限心动过速,窄 QRS 波群时限心动过速、室上性与室性心动过速),因为两者初始处理一样,因此急性快速性心律失常,特别是 QRS 波增宽的心动过速在其诊断不清时,按室速治疗,立即予以同步直流电复律。

1. 电复律治疗

室性心动过速电复律治疗首剂能量为 100J 的单相波形或双相波形电复律(同步)电击,对于成人稳定型单型性室性心动过速的疗效较好。如果对第一次电击没有反应,应逐步增加能量水平。但同步电复律不应该用于无脉性室性心动过速或多形性心动过速(不规则室性心动过速)。这类心律失常需要给予较高能量的非同步电击(即除颤剂量)。

2. 药物治疗

如果是规则的窄 QRS 波心动过速可考虑尝试腺苷治疗;病因不明的室速可静脉给予胺碘酮、普鲁卡因酰胺、索他洛尔等;宽 QRS 心动过速的机制未明,禁用钙通道阻断剂,如维拉帕米。

3. 心室电风暴治疗

心室电风暴指 24 h 内发作≥2 次的伴血流动力学不稳定的室性心动过速和(或)心室颤动,间隔窦性心律,通常需要电转复和电除颤紧急治疗的临床症候群。首选静脉应用 β-受体阻滞剂,次选静脉胺碘酮和 β-受体阻滞剂联合治疗;如仍无效,则需要考虑联用起搏或导管消融等非药物治疗手段。

4. 监测和记录心电图

任何治疗过程中包括迷走刺激或静脉给药均应监测和记录心电图,一方面观察是否终止,另一方面观察心律反应,帮助进一步诊断。

(五)病因治疗

1. 原发病治疗

抗心律失常药物治疗,这是大多数患者首选的治疗措施。药物用于中止室性心律失常发作,也用于预防其复发。然而,抗心律失常药物有明显的心内(如导致心脏传导阻滞等)和(或)心外(如胺碘酮可引起肝、甲状腺、角膜和肺等)不良反应,不适合长期服用。并且药物治疗并非为根治措施,停用抗心律失常药物后恶性心律失常可能再度出现。室性心律失常大多存在器质性心脏病、电解质紊乱等病因,因此在中止室速的同时应尽可能查明原因,纠正其病因,以免复发。常见病因如下。

(1)急性冠脉综合征:根据心电图特征做早期危险分层,充分纠正心肌缺血。接受经循证医学证实有效的最佳药物治疗,有条件者还需接受诸如冠脉血供重建治疗或者心脏再同步化治疗等有创的治疗措施。选择最合适的再灌注治疗方法,如药物溶栓、经皮冠脉介入的机械性再灌注治疗。血供重建、改善心肌供血就能降低猝死率。心肌梗死伴左室功能不全,要积极控制心衰,改善心功能,对于与急性心肌缺血有直接关系的心室颤动(室颤),降低心律失常发生率。心脏性猝死的远期治疗,需要在冠脉血供重建术 3 个月后再考虑植入ICD;而对于急性心肌梗死患者,至少需要在发病 40 天后方考虑植入 ICD 的必要性。抗心律失常药物治疗无效或者植入 ICD 后室性心律失常仍频繁发作的情况下,可使用辅助治疗措施,即导管消融和外科手术,以提高存活率并改善心肌功能。

(2)重症哮喘:尽快缓解症状、解除气流受限和低氧血症,吸氧、使用扩张支气管药物及类固醇激素,必要时使用机械通气治疗。

(3)长 QT 间期综合征:

1)遗传性 LQTS,应用 β-受体阻滞剂,改变生活方式,避免竞争性体育活动,LQTS 者尤应避免游泳、避免应用延长 QT 间期药物,或避免低钾、低镁等。已有心脏事件者(晕厥、SCD)应用 β-受体阻滞剂同时置入 ICD,也可试用左侧心脏交感神经阻断术。

2)药物致 LQTS,表现尖端扭转性室速,停用相关药物,静脉滴注 $MgSO_4$、异丙肾上腺素提高心率,或应用人工起搏、抑制尖端扭转性室速发作。

(4)药物引起的心律失常:如洋地黄中毒,停用药物,重者应用抗洋地黄抗体降低血洋地黄浓度,补钾、补镁治疗,把血钾维持 4 mmol/L 以上。

(5)毒物中毒:积极寻找毒源,明确诊断,尽早使用特效解毒药物。如急性乌头碱中毒在临床上比较常见,可用阿托品 0.5～1 mg 静脉注射,根据心律失常情况重复使用。温开水反复洗胃,阻滞毒物吸收、导泻、补液、利尿促排泄、防治多器官功能障碍综合征。

(6)器质性心脏病:扩张性(非缺血性)心肌病伴明显的左室功能不全,并发室速/室颤者应置入 ICD。肥厚性心肌病伴室速/室颤者应置入 ICD;致心律失常性右室心肌病(ARVC):有过室速/室颤者应置入 ICD。ARVC 扩展累及左室,家族成员有猝死,即使是原因不明的晕厥,也应置入 ICD,不接受 ICD 者应用胺碘酮治疗。急性心衰合并室性心律失常,耐受性很差,尽早进行电复律以促进血流动力学的恢复,药物方面建议静脉应用胺碘酮。有过室颤或血流动力学不稳定室速或室速伴有晕厥者,应选 ICD。

(7)结构"正常"心脏的室性心律失常:Brugada 综合征有过心脏骤停者应置入 ICD,发生电风暴者可应用异丙肾上腺素,也可应用奎尼丁口服;儿茶酚胺依赖多形性室速,一旦诊断就应接受 β-受体阻滞剂治疗,心脏事件存活者置入ICD。

特发性室速:不论起源于右室或左室,应用 β-受体阻滞剂、非吡啶类钙通道阻滞剂均能减少发作。药物治疗难以纠正者接受射频消融治疗,ICD 置入能终止持续性室速发作。

(8)纠正水电解质与酸碱平衡紊乱。

2. 置入型心律转复除颤器(ICD)治疗

对于其他不可逆原因的室性心动过速、心室扑动和心室颤动,根据相关的治疗指南,应选择置入型心律转复除颤器(ICD)治疗。

3. 导管射频消融治疗

房室结折返和房室折返性室上性心动过速以及特发性室性心动过速,特别是无休止性室性心动过速,选用导管射频消融治疗。有些接受 ICD 治疗的患者,由于室性心律失常反复发作导致 ICD 频繁放电,严重影响患者的生活质量。在这种情况下,导管消融可作为有效的辅助治疗措施。

4. 手术治疗

对难治性室速,确定室速的起源点,可在直视下做消融或内膜切除,也有学者在室壁瘤手术同时一并治疗恶性心律失常。

第三节　恶性心律失常诊治进展及综合评述

一、心律失常的现有认识不足及其对未来研究的启示

最近十余年间,有效的经验性心律失常治疗技术发展速度很快,主要是得益于对基础电生理学知识及其研究方法在临床实际工作中的大量应用,使得心律失常的诊断治疗有了突飞猛进的高速发展和革命性的变化。如室上性心律失常、心房纤维性颤动、心脏局部病变导致的恶性心律失常、心律失常性猝死等多种类型的临床心律失常可通过导管消融、安装预防室颤的除颤器、智能型起搏器等技术得到有效的治疗。

但值得临床医生高度注意的是在药物治疗恶性心律失常、对猝死风险的预测方面仍然较为落后,有待相关专业人员做出更大的努力和改进。对此也可借助于基础生物学或基因组学等研究的相关方法对恶性心律失常、猝死的发生机制及其防治方法进行深入细致的研究,力争对此有较大的突破。

值得高兴的是对单基因遗传性心律失常综合征的关键候选基因的识别研究已经表明,将基础生物学引入临床是一种非常有效的方法。相关研究人员可利用日渐复杂的实验模型和测量方法,如基于干细胞发育或基因改变的方法制成人类心律失常类似细胞模型,进行相关机制及其预防治疗方法研究可能是较为有效的捷径。目前已有学者研究了若干生物学途径的扰动引起心律失常的相关机制,并取得了一定的成果。心律失常的生物学特性大部分可加以量化,从而能运用系统性的分析方法将仍处于经验阶段的治疗策略转变为基于分子、离子证据的新的研究高度。

二、对急性心肌梗死的心律失常治疗问题

心肌梗死后的心律失常或心律失常性猝死大多系局部梗死的病灶激发严

重的心律失常所致,因此对疑似急性心肌梗死的患者,应尽可能获得早期诊断,并进行早期有效治疗,尽可能地缩小梗死面积、降低心律失常发生率。心肌梗死面积大小常常决定于患者预后的生活质量、发生恶性心律失常的概率、猝死的可能性大小及其生存时间的长短。

有学者研究表明,使用短暂冠状动脉闭塞的缺血预处理和在再灌注性冠状动脉闭塞持续期前进行再灌注可延缓心肌梗死的发展速度。缺血后处理在心肌梗死的早期再灌注过程中使用重复性短暂冠状动脉闭塞,可减少心肌梗死面积;远端缺血预处理使用了短暂的缺血及远隔脏器的再灌注来保护心肌。前述处理方案可以引发肌膜受体激活、细胞内酶激活的复杂信号级联反应,随后使线粒体膜、呼吸电子链、线粒体 DNA 等稳定化,并抑制死亡信号转导产生凋亡等,这一研究成果现已成功用于接受择期冠状动脉血供重建术和在急性心肌梗死后接受再灌注的患者。

此外,目前还有学者使用药物激发具有对心脏缺血保护作用的信号转导机制,以减少梗死面积,但迄今为止尚未获得较大的预后成果,有待进一步深入研究。

其他因素如年龄、性别、并发症、患者对药物的反应性等均可影响对缺血性损伤心脏的保护及其预后,对此也受确定的梗死面积、血供重建术相关的技术问题等影响。

三、经射频导管消融治疗恶性室性心律失常研究进展

恶性室性心律失常主要指发作时伴明显血流动力学障碍,甚至可导致猝死危险的室性心律失常,常见于室速和室颤。室速常反复发作,40％以上病例抗心律失常药物不能预防复发,且长期服用不良反应大。植入型心律转复除颤器(ICD)可通过抗心动过速起搏或电击终止心动过速,挽救生命,但不能预防复发,且存在价格昂贵,除颤后明显影响患者生活质量等不足。近年来由于标测和消融技术的不断改进,器质性心脏病室速的经导管消融已取得较好的效果。

(一)经射频导管消融治疗室速的适应证

(1)频繁发作的室速、药物治疗效果不佳、不能耐受或拒绝服药者。

(2)无休止室速。

（3）发作时血流动力学不稳定的单形性或多形性室速,室速频繁发作药物治疗无效,或植入 ICD 后频繁放电的患者。

（4）有室速发作且有 ICD 植入的适应证,但拒绝植入 ICD 或经济条件欠佳不能承受 ICD 植入的患者。

（二）经射频导管消融治疗室速的进展

研究表明,绝大多数器质性心脏病室速的形成与围绕心室瘢痕区域的折返有关,可发生于心肌梗死后、ARVD、ARVC、非缺血性心肌病、先心病法洛四联征矫正术后等,其中心肌梗死后室速最常见。瘢痕相关室速的折返环的大小、形态和位置变异很大,可为单一环路,也可为多环路。目前广泛认可的是心肌梗死后室速的 8 字形折返机制,即室速折返环由共享 1 个通常在瘢痕之间的缓慢传导区（又称为折返环的峡部）的 2 个循环激动波组成,1 个顺时针方向,1 个逆时针方向环绕 2 个瘢痕或功能阻滞区运行。根据室速时折返激动在缓慢传导区的传导方向将缓慢传导区分为入口、中心部分、出口 3 个部分。折返环路的全部或部分可位于心内膜下、室壁内或心外膜。

1. 冠心病心肌梗死后室速

心肌梗死后瘢痕相关性室速的传统标测方法包括激动标测、起搏标测、隐匿性拖带并测定起搏后间期、标测孤立的舒张中期电位等,通过这些标测方法确定消融靶点。传统的标测方法用于血流动力学稳定的持续性室速的消融有较高的成功率,但对于血流动力学不稳定、非持续性、不能诱发、多形或多源室速的消融有很大的局限性。

2. 血流动力学稳定室速的标测和消融进展

已有较多研究应用三维电解剖标测系统（CARTO 系统）引导心肌梗死后室速的标测和消融,可以清楚显示室速的起源部位、折返环缓慢传导区的出口、折返环路、瘢痕组织等,可提高消融成功率。

3. 血流动力学不稳定室速的标测和消融进展

大部分室速由于发作时血流动力学不稳定而不能耐受长时间标测,室速不能诱发或在标测时室速的形态和周长反复改变,均使标测无法在室速发作时顺利进行。以下几种方法可以应用在无法标测的室速消融中。

(1)CARTO 系统:此系统应用逐点标测技术,虽然标测过程可能比常规标测缩短不少,但心肌梗死后室速多数为血流动力学不能耐受,故限制了此系统的使用。针对以上限制性,近年应用 CARTO 系统指导消融心肌梗死后室速的进展主要有如下 2 点:

1)快速标测技术:对于血流动力学不稳定室速,近年设计出一种快速标测导管。此导管的前端设计有多组电极,每组电极由 4 个正交电极组成,标测时将此导管在心腔内移动,即可同时记录到多点的标测信息,大大地节省了标测所需的时间。

2)室性心动过速的解剖或病理基质消融:心肌梗死后的室速多为瘢痕相关的折返机制,对于心肌梗死后血流动力学不能耐受的室速患者,在窦性心律或心室起搏下进行电激动和解剖基质标测,来引导消融室速。确定峡部的方法主要有以下几种:①在窦性心律或心室起搏下进行电激动和电压标测,对各瘢痕之间的通路和(或)出口以及对发现有舒张期电位和(或)晚电位的部位进行消融,以消融可能的室速折返环路;②起搏标测分析 QRS 波的形态和 S-QRS 传导延迟以推测可能的折返环,进行线性消融;③通过标测出低电压区后进行起搏夺获的方法寻找可能的瘢痕组织和瘢痕组织之间的峡部。

(2)非接触标测系(Ensite 3000)的应用:此系统的球囊电极对在心腔内探测到的远场电信号进行处理,重建出心腔 3 000 个以上位点的心内膜电图。特别适合于心肌梗死后短阵或血流动力学不稳定的室性心律失常的标测。由于其所记录的是单极信号,且消融导管和标测系统分离,故有时影响消融结果。目前此系统研究的主要进展为与高频经胸电场定位系统(NavX 系统)相结合,有助于消融导管和其他电极导管的定位。

4. 经导管心外膜标测和消融进展

由于部分室速折返环位于心内膜深层或位于心外膜,常规使用普通导管心内膜侧消融不能阻断折返环的关键部位,这也是有些室速消融失败的原因。经心外膜标测和消融心肌梗死后室速有 2 种方法:

(1)经心脏静脉系统标测和(或)消融。

(2)穿刺心包使导管进入心包腔标测和消融。

5. 应用盐水灌注消融导管消融室速进展

心肌梗死后室速折返环常常位于心内膜深层,有时峡部出口较宽,且在瘢痕组织上行射频消融通常造成较小的损伤,故用普通 4 mm 消融导管消融成功率低。盐水灌注消融导管可以增大损伤范围,且灌注电极对瘢痕组织或脂肪组织的消融范围也明显增大。

6. ARVC、ARVD 和先心病法洛四联征外科矫正术后室速消融治疗

研究表明,绝大多数 ARVC、ARVD 和先心病法洛四联征外科矫正术后室速的机制也为瘢痕折返性室速,其标测和消融方法和心肌梗死后室速相同,只是瘢痕和折返环的部位不同,经射频导管消融这些室速有很高的成功率和改良率。

7. 束支折返性室速消融治疗

此型室速是折返环明确的大折返性室速,希氏束—束支—浦肯野纤维系统和心室肌是折返环的组成部分。多发生于扩张型心肌病患者,也可发生于心肌梗死后、瓣膜病患者。束支折返性室速的经射频导管消融的成功率很高,首选治疗为右束支的消融,少数病例需消融左束支或分支。

8. 经射频导管消融治疗室颤

室速及室颤的触发灶,即诱发室颤的起源于浦肯野纤维或心室肌的室性期前收缩;另一个是在器质性心脏病患者中,通过射频消融消除或改良与多形性室速、室颤相关的基质,从而治疗室颤或减少室颤发作。

四、总结

恶性心律失常在短时间内引起血流动力学障碍,导致患者昏厥甚至猝死,是一类需要紧急处理的心律失常。因此,作为我们应快速识别和处理恶性心律失常,积极治疗病因、消除诱因及预防复发以提高抢救成功率,是急诊医师的一项重要任务。

任占良，男，1983年出生，医学硕士，2007年毕业于陕西中医药大学临床医学专业，2011年获得肿瘤外科医学专业硕士学位，后就职于陕西中医药大学附属医院胸心外科。对急危重症胸外伤如多发肋骨骨折、血气胸、创伤性湿肺、开放性胸部损伤的救治有丰富经验；对胸部恶性肿瘤及消化道肿瘤的诊治，尤其在食管癌、肺癌、纵隔肿瘤、胃癌、乳腺癌、甲状腺癌等恶性肿瘤的临床诊疗工作中积累了丰富的经验；能熟练开展普胸外科常规手术。以团队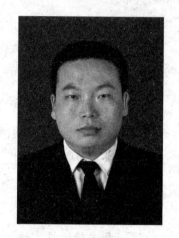协作开展三孔、单操作孔及单孔胸腔镜手术，擅长单孔胸腔镜胸部良恶性肿瘤的微创手术。现任中国临床肿瘤学会（CSCO）会员，中国抗癌协会食管癌专业委员会、肿瘤精准治疗专业委员会、肺癌专业委员会、肿瘤靶向治疗专业委员会专业会员，陕西省抗癌协会肿瘤微创治疗专业委员会青年委员，陕西省保健协会胸壁外科专业委员会委员，中国医师协会普通外科医师分会会员。

王强，男，1979年生，汉族，医学硕士，副主任医师，副教授。2007年6月毕业于徐州医学院研究生院，后就职于江苏大学附属武进医院胸心外科。曾至法国汉斯大学（Université de Reims Champagne-Ardenne）附属中心医院、蒙古国立心脏中心进修、学习。熟练掌握心胸外科各种常见病的诊断及微创手术治疗。先后被评为江苏省"333"人才工程培养对象、常州市高层次卫生拔尖人才培养对象。现任中华医学会胸心外科常州分会委员。主持江苏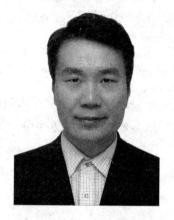省科技计划项目（面上研究项目）、常州市科技计划（应用基础研究）项目、江苏大学课题项目等多项。发表SCI及核心论文8篇。获心胸外科实用发明专利5项。参与编写《外科疾病临床诊疗》《临床外科疾病理论与实践》《新编临床外科诊疗学》。

邢鹏程,男,1979 年生,副主任医师,医学硕士,上海市第六人民医院东院急诊科副主任。擅长心肺复苏,各种类型恶性心律失常、心衰、中毒、急性心脑血管病的治疗。同时,长期从事急诊医学教学工作,参编《临床急危重症学》,国内核心期刊发表论文 10 余篇,SCI 论文 3 篇。

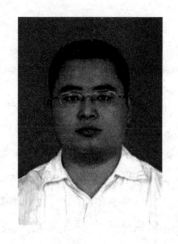

杨圣艮,男,1970 年生,中山大学临床专业硕士研究生毕业;深圳市罗湖区人民医院呼吸内科副主任医师。擅长内、外科多种急危重症疾病的监护诊疗,尤其对心血管疾病和呼吸内科急危重症的监护诊疗有丰富的经验。现从事呼吸内科专业,对呼吸内科常见病、多发病的诊疗积累了较丰富的临床经验。擅长利用多种方法进行人工气道的建立,精通机械通气技术;熟练掌握气管镜检查诊疗、动静脉穿刺置管等操作技术;在《中山大学学报》等期刊发

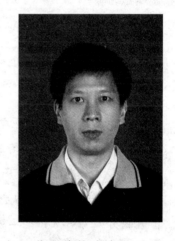

表学术论文 10 余篇,主持省级课题一项。现任深圳市医学会结核病专业委员会委员。

汪俊剑，女，1978 年生，医学硕士，主治医师，2001 年
7 月毕业于天津医科大学临床医学专业，后就职于
天津市第五中心医院呼吸内科，2009 年 9 月毕业于
天津医科大学内科学专业，取得医学硕士学位。现
任天津市医学会滨海新区学会呼吸分会委员兼秘
书，天津医疗健康学会心肺慢病康复专业委员会委
员。2013—2014 年曾于北京大学第一医院呼吸内
科进修。2017 年参加北京介入学习班培训。熟练
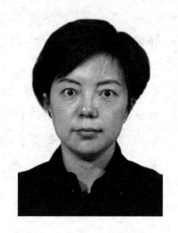
掌握呼吸内科常见病和疑难病的诊断治疗及支气
管镜的介入操作，发表 SCI 及核心论文多篇。参与《临床内科常见疾病的诊治
策略》的编写。

袁丽琴，女，1984 年生，医学博士，主治医师，中国抗
癌协会康复会头颈分会专家委员会青年委员，湖南
省医疗整形美容协会乳房整形美容专业委员会委
员，湖南省健康服务业协会乳腺健康分会理事，《中
国普通外科杂志》中青年编委，发表 SCI 及核心论
文多篇。
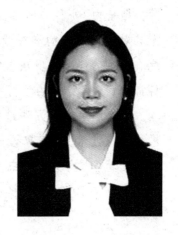